妙用食物

王惟恒 ／ 王君 ／ 谭洪福 ○ 编著

国医大师 李济仁 ○ 主审

妙用大枣治百病

U0339926

编著

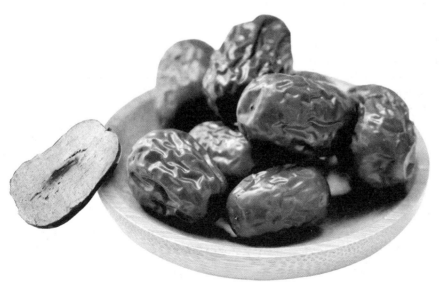

中国科学技术出版社

·北 京·

图书在版编目（CIP）数据

妙用大枣治百病 / 王惟恒，王君，谭洪福编著．—北京：中国科学技术出版社，
2017.3（2024.6 重印）

ISBN 978-7-5046-7341-1

Ⅰ．①妙… Ⅱ．①王… ②王… ③谭… Ⅲ．①枣－食物疗法－验方－汇编
Ⅳ．① R247.1

中国版本图书馆 CIP 数据核字（2016）第 312192 号

策划编辑	焦健姿　王久红
责任编辑	焦健姿　黄维佳
装帧设计	华图文轩
责任校对	龚利霞
责任印制	徐　飞

出　　版	中国科学技术出版社
发　　行	中国科学技术出版社有限公司
地　　址	北京市海淀区中关村南大街 16 号
邮　　编	100081
发行电话	010-62173865
传　　真	010-62179148
网　　址	http://www.cspbooks.com.cn

开　　本	850mm×1168mm　1/24
字　　数	116 千字
印　　张	7.5
版　　次	2017 年 3 月第 1 版
印　　次	2024 年 6 月第 7 次印刷
印　　刷	河北环京美印刷有限公司
书　　号	ISBN 978-7-5046-7341-1 / R · 1982
定　　价	45.00 元

活 学 巧 用 食 材　　妙 治 各 科 百 病

《食物妙用系列丛书》

丛书编委会

主　审　国医大师　新安　李济仁

主　编　王惟恒　李艳

副主编　杨吉祥　张卫阳　王君

编　委　王君　王芳　王惟恒　李艳

张卫阳　汪文　杨吉祥　胡芳

黄芳　董海燕　谭洪福

内容提要

"五谷加大枣，胜过灵芝草。"大枣是天然的"维生素丸"，且含有丰富的糖类、蛋白质以及铁等矿物质，可以补血养颜、抗衰老、保护五脏，增强体质，提高免疫力。本书编者在长期的临床实践中，搜集、总结了数百种大枣治病的单方、验方、秘方。这些药方突出了简、便、廉、验的特点，经济实用，适合广大读者阅读参考。

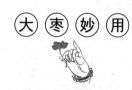
序

　　大枣自古被人们奉为"仙果""百果之王"。在北魏•贾思勰《齐民要术》与明•徐光启《农政全书》所论诸果品中，枣均居首位。《神农本草经》说，常食大枣能"长肌肉，益气，久服耐寒暑，不饥渴，不老神仙。"元代太医忽思慧所作的营养学专著《饮膳正要》亦谓："枣味甘无毒，主心腹邪气，安中养脾，助经脉生津液"，是重要的食疗品。古代养生家追求延年益寿，最为推崇的当属"食枣法"。1953年长沙月亮山汉墓曾出土一枚珍贵铜镜，上有铭文称："上有仙人不知老，渴饮玉泉饥食枣。"怪不得我国民间一直流传着"一日吃三枣，终身不显老"之谚语。

　　大枣有很高的药用价值。所谓"每天吃枣，郎中少找"，则正表明大枣是防病治病的良药。大枣入药，治病多多，如：大枣配黑豆，可治贫血；配茵陈，可治肝炎；配乌梅肉、浮小麦，可治盗汗虚汗；配生地，可治血小板减少性紫癜；配黑豆、胡桃肉、白术、白矾，可治肝硬化腹水；临睡时服数枚大枣，可治遗尿症……等等，百病妙用，奇效神验，不胜枚举。希望通过这本书，让你对大枣有更多了解，有更多受益。

本书内容丰富，切合实用，寓趣味性、知识性、科学性、实用性和可操作性于一体，诚为居家日常防病、祛病、健身、保健的良师益友。

本书突出了简、便、廉、验的特色，所选验方力求方出有据，疗效可靠，取材容易，价格低廉，便于家庭操作，让大枣真正发挥有病治病、无病强身的功效。

李济仁

妙食
用物

活学巧用食材 妙治各科百病

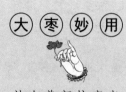

大 枣 妙 用

前 言

补血养颜抗衰老
通补五脏赛灵芝

　　枣树原生于我国，是中华大地上营养丰富而弥久的植物。我国考古人员在很多地方发现有枣的炭化化石，三千多年前的《诗经》即有"八月剥枣，十月获稻"的诗句。目前，我国大枣占世界总产量的98％以上。

　　"铁杆植物"是老百姓对枣树的美称。枣树有四不怕：不怕旱、不怕涝、不怕盐碱、不怕瘠薄，可见其生存能力之强。

　　我国民间俗谚："五谷加大枣，胜过灵芝草。"枣果是药食同源的全营养食品，含有人体所需的各种营养物质，经常食用可为人体提供丰富的营养。

　　枣果是天然的"维生素丸"，且含有丰富的糖类、蛋白质以及铁等矿物质，可以补血养颜、抗衰老、保护五脏。枣果含有特殊的活性物质——环磷腺苷，且含量在几百种植物中居于首位。环磷腺苷具有信息传导和调节功能，可维护人体新陈代谢，增强体质，提高免疫力。科学试验证明，环磷腺苷还具有抗癌、防癌效果。

　　枣是美味良药。早在《神农本草经》中已被用于治病。东汉时医圣张

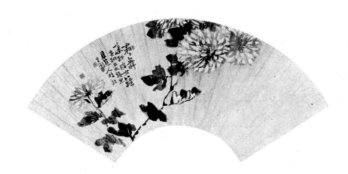

仲景的《伤寒杂病论》中用大枣者计65方，通过不同配伍，医治多种疾病。李时珍在《本草纲目》中说："治病和药，枣为脾经血分药也。"所载功效甚多：有补中益气，补五脏，润心肺，调荣卫，和阴阳，生津液，悦颜色，通九窍，助十二经，和百药等。历代医家，治病莫不用枣。

我们将长期临床实践中搜集、总结的数百种简便易行的大枣调治病症的单方、验方、秘方编辑成册，力求简便廉验，经济实用，企盼对读者有所裨益。

王惟恒

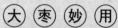

活学巧用食材　妙治各科百病

大枣妙用

目　录

补血养颜抗衰老
通补五脏赛灵芝

性味　·　功效　·　选购贮藏　·　食用与保健养生常识

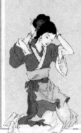

上篇　大枣古今纵横谈

下篇　妙用大枣治百病

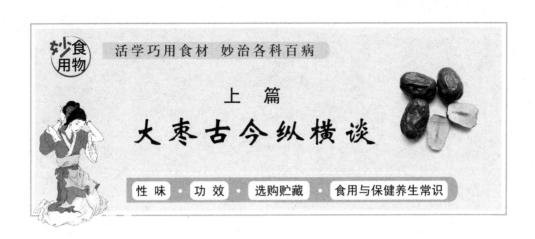

活学巧用食材 妙治各科百病

妙食用物

上 篇

大枣古今纵横谈

性 味 · 功 效 · 选购贮藏 · 食用与保健养生常识

【医家论述】

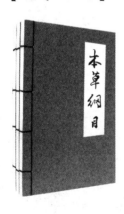

本草纲目

　　大枣：气味甘、平，无毒。主治心腹邪气，安中，养脾气，平胃气，通九窍，助十二经，补少气、少津液、身中不足，除烦闷，疗心下悬，和百药。久服轻身延年。

——明·李时珍《本草纲目》

从"早生贵子"说起

"祝你早生贵子！"在人们的欢庆喧闹声中，新娘羞怯而又幸福地吃下一颗颗鲜红的大枣。在我国传统的婚庆典礼上，总少不了大枣的踪影。人们把祈求多子多福、传宗接代的心愿用大枣来表达，祈求"早（枣）得贵子"。

枣在我国人民心目中，象征着幸福、美满和吉祥。"枣"与"早"谐音，它寓意着人们对吉祥、美好的祝愿，期盼幸福早点到来。在各种喜庆和年节活动中，大枣都是不可缺少的。除夕之夜，中国人有"守岁"的习惯。守岁时要准备各种糕点糖果，大枣是其中重要的一种，寓意为"春来早"。农历七月初七，是传统的"七夕节"，妇女们在夜晚进行的各种乞巧（注：所谓乞巧，就是向织女乞求一双巧手的意思）活动是传统的习

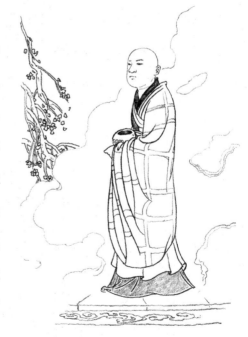

俗。陕北人喜欢在接待贵宾时，用一杯开水，泡上五颗大枣，寓意为"五子早登科"，让人听着顺耳，心里舒坦。

"枣"与"早"的谐音也常被用到戏曲小说中。《高僧传》记载："一僧参五祖，五祖与粳米三粒、枣一枚，僧遂去。人问故，僧曰：'师令我三更早来也'。"相传此僧即为六祖惠能。这与《西游记》中的菩提祖师暗示悟空半夜授艺有异曲同工之妙！《西厢记》也有用"三更枣"暗指"三更早些来"的隐语。元曲《香囊怨》用"干枣儿"谐音"赶早儿"。

枣之所以取名为"枣"，据说还与黄帝有关。相传中秋时节，黄帝带领大臣、卫士到野外狩猎。来到一个山谷，只见半山腰上有几棵大树，树上结有拇指大小的果实。士兵们吃后连声说好，但都不知其名，就请黄帝为该果赐名。黄帝说："此果解了我们饥劳之困，一路找来不易，就叫它'找'吧！"仓颉造字时，根据该树有刺的特点，用刺的偏旁叠起来，创造了繁体"棗"字。

大枣渊源及其价值

我国是枣的故乡。据考证，我国栽培枣树始于7000年前，是从野生酸枣培育而来的。酸枣，古代叫棘，我们聪明的祖先，对酸枣进行选育栽培品种改良，经过一代代筛选，培育出味道鲜美、果肉丰满的枣树，故有"金枣银枣都离不开酸枣"之说。

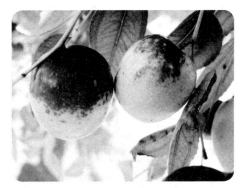

◇ 圆 枣

中国人吃枣历史也很悠久。早在3000多年前，《诗经》中有"园有棘，其实之食"和"七月烹葵及菽，八月剥枣，十月获稻，为此春酒以介眉寿"之句。在几千年的生活生产实践中，枣和中国人结下了不解之缘。

我国的大枣分为南枣和北枣两大类。南枣主要在长江流域以南各省的丘陵地区零星栽培，主要是加工枣；北枣主要分布在黄河中、下游地区，以山东、河北、河南、北京、山西和陕西等省市为重点，栽培面积大、产量高，占全国产量的90%，而且品种多、质量好，名扬中外。大枣品种很多，其中最为著名的有北京的郎家园枣、山西的板枣、山东的乐陵金丝小枣、河北沧州的金丝小枣、河南的灵宝枣、陕西的大荔枣等，都被誉为"枣中之王"。这些大枣皮薄肉美，味馨极甜，曾在巴黎博览会上受到国际友人的好评。北京的"老虎眼"圆枣、陕西的大荔圆枣、甘肃的敦煌圆枣和山西太谷的壶瓶枣等都是大枣中的上品。

 ## 中医学对大枣的认识

如果你找中医师看病，一般情况下，医师都会嘱咐你在中药里再加上几枚大枣，稍有中医常识的人都知道枣是"药引"。你可别小看了这几枚大枣，如果没有它，你的中药可能就会疗效欠佳。

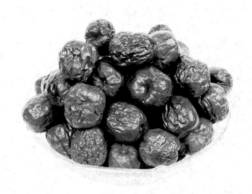

◇ 大枣干品

关于大枣入药，还有一个有趣的故事：

传说秦始皇外出游猎，在回京都途中，在一棵枣树下休息，这时御医端上了一碗"人参鹿茸大补汤"，秦始皇喝了一小口，感觉又苦又涩，不由心中火气上窜，举起药碗就要向御医头上泼去。这时，一阵秋风吹过，从树上掉下了一颗大枣，不偏不倚正好掉在了药碗中。秦始皇见状一愣，心想，枣自天降，此乃天意。于是，他转怒为喜，开始用药。这时，他明显感觉药汤的味道大变，喝完药后，觉得一股暖流在胸中涌动，大有开始返老还童之感。御医看在眼里，记在了心中。自此开始，每用补药，必定加枣。此方也很快在社会上流传开来。

　　大枣药用始载于我国现存最早的药学典籍《神农本草经》，书中将大枣列为"上品"，称其有"安中养脾，助十二经。平胃气，通九窍，补少气、少津液，身中不足……和百药"等功效。

　　汉代"医圣"张仲景在其所著《伤寒论》中，列有113个药方，其中有65个药方用上了大枣。唐代著名医学家孙思邈，活到101岁（公元581—682年），后人称他为"孙真人""药王"。他能够长寿，除了他对养生延寿有特殊的理论和方法外，据说他经常服食大枣，孙思邈认为大枣"久服轻身，长年不饥，似神仙"。《贾氏说林》记载："昔有人得安期大

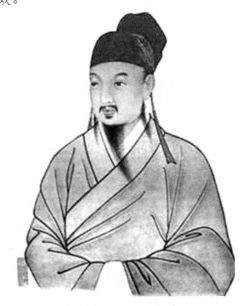

◇ 唐代名医孙思邈

枣，在大海之南煮，三日始熟，香闻十里，死者生，病者起。"

　　明朝李时珍在《本草纲目》中说："枣为脾之果，脾病宜食之。谓治病和药，枣为脾经血分药。"《本草纲目》记载"枣能除烦闷，疗心下悬"。

说明枣有养血安神作用。李时珍还讲述了这样两则故事：

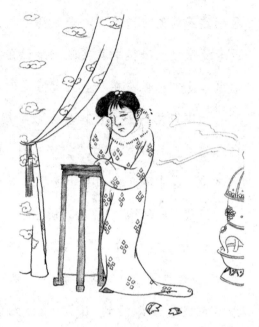

有一位妇女患脏躁证，每日悲泣不止，家里人求神拜佛，无济于事。于是，请来宋代名医许叔微，许诊视后拟大枣汤治疗，病人服了几剂药后痊愈了。

还有一则病案引自陈自明的《妇人良方》：当时有一个叫程虎卿的人，他的妻子怀孕四五个月，一到白天就整日里悲伤哭泣，而且哭得非常凄惨，声泪俱下，犹如遇到什么鬼神一般。家人又请医师，又请巫婆，医巫兼治皆无益。一日，程虎卿的友人管伯周到访，程与之谈及家中烦恼之事，管伯周说："先贤对这种病是有记载的，此病须用大枣汤治疗才能痊愈。"程乃索取其方，如法用之，果然治好了妻子的病。其实，这个药方就是临床上最常用的甘麦大枣汤。

现代中药学将大枣归属补气药范畴。味甘、性微温；归脾、胃经。有补脾和胃，益气生津，养血安神，调营卫，解药毒的功效。可用于脾胃虚弱，中气不足，体倦无力，食少便溏，血虚萎黄，消瘦，神志不安，心悸怔忡，营卫不和，或妇女脏躁，精神不安等证。

十大功劳说大枣

大枣营养成分（每100克食用部分）					
成　分	含量	成　分	含量	成　分	含量
蛋白质（克）	3.2	磷（毫克）	51	维生素A（微克）	10
糖类（克）	61.6	铁（毫克）	2.3	维生素B_1（毫克）	0.04
脂肪（克）	0.5	烟酸（毫克）	0.9	维生素B_2（毫克）	0.16
钙（毫克）	64	膳食纤维（克）	6.2	维生素C（毫克）	14

民间有"每天吃枣，郎中少找"和"一日吃三枣，终身不显老"之说。很多人在煲汤时喜欢放几枚大枣当作料，蒸鸡、炖羊肉或兔肉也喜欢加入大枣，就连炖补品、浸药酒也不例外。下面就为您介绍大枣的十大神奇功效。

■ 健脾益胃

◎ 大枣能增加胃肠黏液，辅助治疗胃肠疾病，保护肝脏；在胃肠道功能不佳、蠕动力减弱及消化吸收功能差时，就很适合常吃大枣。《群芳谱》记载："十月取大枣，中破之，去皮核，小火反复炙香，煮汤饮，健脾开胃甚宜人。"脾胃虚弱、腹泻、倦怠无力的人，每日吃大枣5～7颗，或与党参、白术共用，能补中益气、健脾胃，达到增加食欲、止泻的功效；大枣和生姜、半夏同用，可治疗饮食不慎所引起的胃炎，如胃胀、呕吐等症状，现在还常用于治疗慢性萎缩性胃炎。

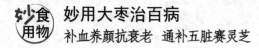

■ 补气养血

◎ 大枣为补养佳品，食疗药膳中常加入大枣，以补养身体、滋润气血。研究表明，大枣中含有环磷腺苷，有扩张血管、调节细胞分裂增殖的作用。大枣治血小板减少、非血小板减少性紫癜有一定效果。

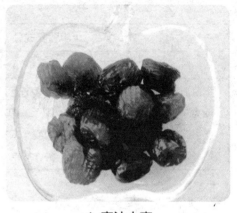

◇ 蜜汁大枣

大枣含有大量的糖类物质，主要为葡萄糖，也含有果糖、蔗糖，以及由葡萄糖和果糖组成的低聚糖、阿拉伯聚糖及半乳醛聚糖等。有明显的补体活性和促进淋巴细胞增殖作用。大枣还含有大量的维生素 C、维生素 B_2、维生素 B_1、胡萝卜素、烟酸等多种维生素，具有较强的补养作用，能提高人体免疫功能，增强抗病能力。

许多中老年人患有骨质疏松；正处在生长发育高峰的青少年和女性容易发生贫血。大枣中富含钙和铁，对以上病症均有十分理想的食疗作用，其效果通常是药物不能比拟的。大枣常用于治疗再生障碍性贫血、白细胞减少症。大枣对病后体虚者也有良好的滋补作用。

大枣属高热量食品，每 100 克生枣中所含的热量约为 298 千卡，有益于小儿和体质虚弱者食用。平时多吃大枣能提升身体的元气，增强免疫力。大枣中高含量的维生素，对人体毛细血管有保健作用。用大枣 20 枚，鸡蛋 1 个，红糖 30 克，水炖服，每日 1 次，适用于产后调养，有益气补血之功效。

■ 美容抗衰

◎ 大枣中维生素含量为百果之冠，被誉为"天然维生素丸"。大枣中丰富的维生素 C 能抑制皮肤中多巴醌的氧化作用，减少皮肤黑色素的形成，预防色素沉着及老年斑的产生。维生素 A 的重要功能之一是激活和调节表皮细胞的生长，抗角化，所以补充维生素 A 有助于改进皮肤的水屏障特性，如配合维生素 E 还能延缓和逆转皮肤的衰老。B 族维生素有调节皮脂腺分泌的作用。常食大枣可使人面色红润，神采焕发。故俗话说得好："一日吃三枣，终身不显老。"

■ 安神助眠

◎ 大枣具有镇静的作用，可以缓解精神紧张和心中烦乱、失眠及一般更年期综合征。对于生活在压力中的现代人来说，大枣是天然神经镇静药。

晚饭后用大枣加水煎汁服用，或者与百合煮粥，或者临睡前饮汤食枣，都能加快入睡。将 10 枚大枣和少许甘草用水煎好后服用，可以镇静安神。患有失眠的人在大枣中放入葱白根煎熬后服用，可以得到很好的疗效。用鲜大枣 1000 克，洗净去核取肉捣烂，加适量水，用小火煎，过滤取汁，加入 500 克蜂蜜，于火上调匀制成枣膏，装瓶备用。每次服 15 毫升，每日 2 次，连续服完，可防治失眠。

甘麦大枣汤是以大枣为主要原料，和甘草、小麦同用，主要用来治疗女性的脏躁证（更年期综合征）、哭泣不安、心神不宁等，有养血安神、疏肝解郁的功效。

■ 保肝护肝

◎ 大枣中的营养物质可参与保肝护肝，抑制肝炎病毒的活性，从而预防胆结石的发生。

在临床上大枣可用于慢性肝炎和早期肝硬化的辅助治疗。每天吃 20 枚大枣可预防肝炎。用大枣 50 克，粳米 90 克，熬成稠粥食之，对肝炎患者养脾护肝大有裨益。对于急慢性肝炎、肝硬化患者及血清转氨酶升高的患者，用大枣、花生、冰糖各 30～50 克，先煮花生，再加大枣与冰糖煮汤，每晚临睡前服用，30 天为 1 个疗程，能降低血清谷丙转氨酶水平，对急、慢性肝炎和肝硬化有一定疗效。

■ 防治心脑血管病

◎ 大枣中含有丰富的环磷腺苷、维生素 C、维生素 P（维生素 P 含量为所有果蔬之冠，又称芦丁），能维护毛细血管通畅，维持血管壁弹性，防止血管壁脆性增加，改善微循环，从而有效预防动脉粥样硬化。大枣还可以降胆固醇、降血压，对高脂血症、高血压和动脉粥样硬化等病人十分有益。民间有"新鲜大枣和鲜芹菜根同煎煮"的配方，服用后，有降血脂、降胆固醇的疗效，还能增加脑供血量，防治心脑血管病。

■ 抗过敏

◎ 大枣含有丰富的钙与维生素 C，有抗过敏的作用。

大枣含有大量的环磷腺苷。当人体摄入足量的环磷腺苷后，免疫细胞（白细胞等）中环磷腺苷的含量也升高，会抑制免疫反应，起到抗过敏效应；大枣中的乙基 -D- 呋喃葡萄糖苷衍生物对 5- 羟色胺和组胺有对抗作用，因而可抗过敏；对过敏性哮喘患者，可使其支气管平滑肌松弛而起到平喘作用；治疗过敏性紫癜，常配合药物治疗，每次吃 10 枚大枣，每天 3 次，一般数日即可见效。

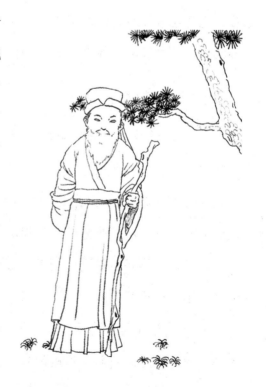

■ 抗肿瘤

◎ 大枣中富含的三萜类化合物具有抑制癌细胞的功效，尤以山楂酸效力最强，甚至超过了常用的抗癌药氟尿嘧啶。

大枣所含丰富的维生素 C 也是其抗癌的重要因子。大枣中所含的营养素能增强人体免疫功能，对于防癌抗癌和维持人体脏腑功能都有一定效果。有实验表明，长期食用大枣可降低胃肠道恶性肿瘤发生率。

■ 康复、抗疲劳

◎ 大枣中含有与人参中所含类同的达玛烷型皂苷，具有增强人体耐力和抗疲劳的作用。据报道，英国科学家在 163 位体质虚弱患者中进行试验，凡是在治疗的同时服用大枣的患者，其健康恢复的速度比单纯服维生素的人快 3 倍以上，并且食欲增加，脸色红润，精神饱满。

■ 缓和药性

◎ 大枣常被用于药性剧烈的药方中，以减少烈性药的不良反应，并保护元气。如"十枣汤""葶苈大枣泻肺汤"等，用大枣缓解甘遂、大戟、芫花等药物的毒性，保护脾胃不受伤害。近代名医唐宗海说："必君以大枣，使邪去而正不伤，得此意者，可知配合之义。"

此外，大枣还常被用于辅助治疗肾炎、水肿、甲状腺功能亢进症、尿频以及小儿哮喘等疾病。

大枣是补气养血的圣品，而且物美价廉，无需购买昂贵的补品，只要善用大枣即可达到养生保健的目的。

上 篇

大枣古今 纵横谈 大枣四季食用妙法

　　大枣味道鲜美，营养丰富，历来受到人们的推崇。民间有"每天吃点枣，气壮身体好""天天吃大枣，终生不显老"以及"五谷加大枣，胜过灵芝草"等说法。专家建议每天食用5颗大枣可以益气养血，强身防病。而在不同的季节，与不同的食物或药物搭配，更有利于养生保健。

春季大枣食养妙方

　　《黄帝内经》云："春三月，此谓发陈。天地俱生，万物以荣"。春季阳气生发、生机盎然。春季的饮食是历代养生家都非常重视的事情。唐代著名医学家孙思邈在《备急千金要方》中曾指出，春天饮食应"省酸增甘，以养脾气"。也就是说，春季要少吃"酸味"的食品，多吃"甘味"的食品，以补益人体的脾胃之气。中医学认为，春季万物复苏，草

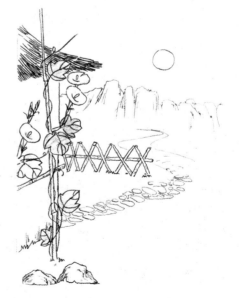

木逐渐萌生，动物开始活动，人体内的"阳气"也开始向外生发，饮食也要顺应这一规律。"甘味"食物能滋补脾胃，温补人体阳气并促进阳气生发，而"酸味"性收敛，多吃不利于春季阳气的生发和肝气的疏泄。所以，"多甘少酸"是春季的饮食原则，而在"甘味"食物中，以大枣最佳。下面介绍几款大枣食疗方，供您选用。

■ 大枣茶

◎ 将大枣洗净切碎，每日取适量用沸水冲泡，代茶饮。最后将碎枣一起吃下。功效：健脾胃，补气血，尤其适合女性在春季食用。

■ 大枣粥

◎ 大枣10～20枚，大米100克，淘洗干净后入锅加水适量，同煮至粥烂枣熟，加入冰糖或白糖调味，早晚温热食用。功效：健脾胃，补气血。此粥性质平和，适用于病后或年老体弱、体虚，胃弱食少，大便溏稀，营养不良，气血不足，体弱羸瘦，慢性肝炎，贫血，血小板减少，过敏性紫癜等病症。

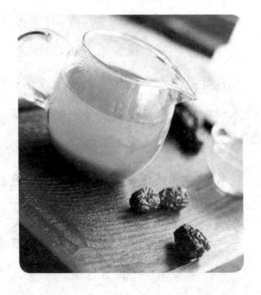

■ 大枣山药粥

◎ 大枣 10 枚，山药 30 克，粳米 100 克，冰糖适量。制作：①山药切碎，大枣浸泡去核，洗干净；②将粳米、山药、大枣放入砂锅，加水适量，煮烂成粥，再加入冰糖，搅拌均匀即可。可供早点或晚餐服食。功效：健脾益气，和胃止痛。方中山药味甘性平、健脾益气。现代医学研究表明，经常吃山药、大枣，可以提高人体免疫力，降低患流行性感冒等传染病的概率，尤其适合平时容易出现多汗、反复感冒的气虚患者食用。本方还具有和胃止痛的作用，因而可以预防胃炎、胃溃疡的复发。

除了大枣和山药之外，甘味的食物还有大米、小米、糯米、黑米、高粱、燕麦、白扁豆、核桃、薏苡仁、豇豆、香菇、桂圆、栗子等，每人可根据自己的口味适当选用。

 夏季大枣食养妙方

夏季气候炎热，万物茂盛，机体流汗过多容易出现疲倦、昏昏欲睡等气虚证候，体质较弱的人还容易出现疰夏。夏季饮食宜清淡，应以易消化、富含维生素的食物为主，大鱼大肉和油腻辛辣的食物要少吃。平时多吃蔬菜、水果及粗粮，可增加纤维素、维生素 C 和 B 族维生素的供给。下面几个方子可以清热消暑，补充体力。

■ 洋参大枣养阴茶

◎ 西洋参 15 克，大枣 5 枚，麦冬 10 克，五味子 6 克。将以上药物混匀打碎，每日取适量冲泡代茶饮，冲泡时可加入少量冰糖或蜂蜜，则味道更佳。此茶冲泡出来，气味清香，酸甜可口。功效：益气生津，消暑除烦，开胃消食，对于平素体质较弱的人群尤为适合。

■ 芪精枣汤

◎ 黄芪 15 克，黄精 10 克，大枣 6 克，水煎服。益气健脾，滋阴养血。适用于气虚体弱，倦怠乏力的人群。

■ 大枣荷叶汤

◎ 大枣 10 枚，荷叶 10 克，水煎服。可消暑利气。

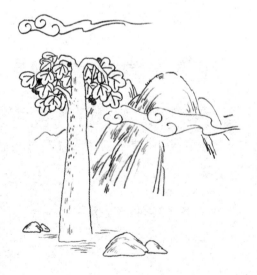

■ 大枣棒冰

◎ 大枣 500 克，白糖 1400 克，淀粉 100 克，桂花（或玫瑰花）50 克，清水 7000 毫升。制作：①将大枣洗净，用清水煮至熟软，去皮、核，制成枣泥。②把淀粉放入碗内，倒入少许凉开水拌匀成湿淀粉。③将清水倒入锅内，用大火煮沸后，加入白糖、湿淀粉、枣泥拌匀，调好口味，撒入桂花，待冷却后，倒入棒冰模内，放入冰箱冷却 2～3 小时，即可食用。本品营养丰富，果香浓郁，是夏令时节消暑之佳品。

■ 大枣绿豆汤

◎ 绿豆 300 克，大枣 100 克，白砂糖 100 克。制作：①把绿豆和大枣洗净，入锅；②加水约 1.5 升，用大火煮沸后，再改用小火焖酥；③晾凉，置于冰箱备用；④饮时可视个人习惯和需要，酌加冰水或食用冰块。大枣绿豆汤以清热解暑、生津止渴的绿豆为主料，配以健脾益气、补血养血的大枣，以及助脾、润肺、生津的白糖，共奏清热解暑、生津止渴、益脾润肺之功；香甜可口，冷饮热食均可，老少皆宜。

■ 扁豆大枣粟米粥

◎ 白扁豆 50 克，粟米 150 克，大枣 15 枚，红糖适量。把白扁豆、大枣、粟米入锅，加水，旺火烧沸后改用小火煮成稀粥，加入红糖即可。每天早、晚分食。功能：健脾养血、清暑利湿，对暑热症、厌食症、慢性胃炎、胃窦炎、营养不良性水肿、糖尿病、高血压病有疗效。

秋季大枣食养妙方

秋季是阳消阴长的过渡季节，中医学认为秋行燥令，即空气比较干燥，要注意及时补充水分。秋季气候开始逐渐转凉，昼夜温差大，许多人由于饮食不慎或感受寒凉之邪，出现胃脘疼痛，轻则绵绵不已，重则拘急疼痛，遇冷加剧，遇热减缓。因此，秋季是胃炎、胃溃疡的发病季节。还有的人容易出现手脚发凉，下面提供的这几款食疗方可以很好地预防上述情况的发生。

■ 大枣秋梨汁

◎ 大枣 80 克，鸭梨或雪梨 4 只，鲜百合 80 克，蜂蜜 150 克，冰糖 80 克，川贝母粉 5 克。制作：①将梨削去皮，绞取梨汁；②大枣洗净剖开，百合去枯皮；③将大枣、百合、冰糖放入炖锅（不锈钢锅为好），倒入梨汁，大火烧开后，改小火熬 40 分钟；④加入川贝母粉再熬 20 分钟，关火；⑤放凉后，加入蜂蜜，充分拌匀，放入无油无水的密封罐里，冰箱冷藏

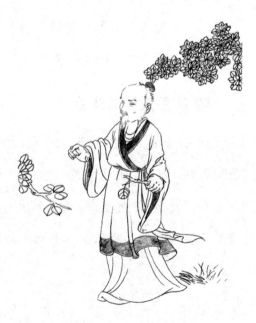

保存。吃时用干净小勺取出，加入 60℃ 以下的水和匀即可。本方滋阴润燥，润肺止咳。用于秋季口干咽燥、咳嗽少痰等症。

■ 大枣百合蒸南瓜

◎ 南瓜 1 个，大枣 20 枚，百合 20 克，冰糖 20 克。制作：①百合洗净，盛入大碗内，倒进足量开水，加盖浸泡半小时以上，然后除净杂质。大枣去核洗净。②南瓜去皮切 0.5 厘米厚大片，摆在盘子边缘。③大枣、百合摆在盘子中间，然后均匀撒上冰糖。④上锅蒸 30 分钟即可。

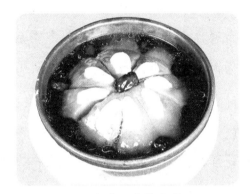

◇ 大枣百合蒸南瓜

　　按：南瓜含丰富的维生素，还含有钙和纤维素、色氨酸等，可预防肥胖、糖尿病、高血压和高胆固醇血症，是预防癌症的好食品。

■ 三宝润燥粥

◎ 银耳 20 克，莲子 20 克，大枣 3 枚，粳米 50 克，冰糖适量。将银耳、莲子和大枣分别用温水发透、洗净。莲子可以不去心，因为莲心虽苦，但有清火功效。三者一同放入炖锅内，加清水 500 毫升，放入冰糖，中火烧沸后加入粳米，小火炖熬 1 小时即成。每日 1 次，早、晚食用。功效：滋阴润燥，补中益气，清热止血。

冬季大枣食养妙方

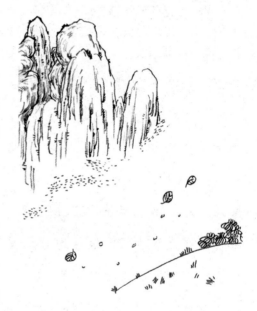

　　冬令进补是国人数千年的习俗，大家称之为"补冬"。进入冬季后，体内代谢下降，体力消耗减少，此时进补，药物易被吸收，从而发挥较大的功效。俗话说"三九补一冬，来年无病痛""冬季进补，开春打虎"，可是冬令进补究竟应该吃什么？中医学认为，冬季阳气潜藏，阴气盛极，草木凋零，蛰虫伏藏，万物活动趋向休止，以冬眠状态养精蓄锐，为来春生机勃发作准备。冬季饮食应增加热量，保证充足热能。宜多食羊肉、狗肉、萝卜、核桃、栗子、白薯等。

■ 冬令滋补三元汤

　　◎ 大枣 3～10 枚，莲子 9～15 克，桂圆肉 6～12 克。先将莲子用清水浸泡 1～2 小时，然后与洗净的大枣一同放锅内煮，最后放入桂圆肉，待煮至质软汤浓时，加入适量白糖调匀，温凉后即可饮食。功效：温补气血、强身壮体、养心安神，是严冬防病祛疾、增强体质的滋补佳品，且十分适宜于老年人和心烦失眠、神经衰弱以及慢性病患者。方中莲子性甘、平，入心脾、肾经，具有养心安神、健脾、补肾的作用。桂圆性温味甘，益心脾、补气血、安神养心，还有很好的滋补作用。

■ 阿胶大枣膏

◎ 阿胶 60 克，大枣 20 枚，黄酒 100 毫升，冰糖 50 克。制作：①将阿胶打碎，放入黄酒，浸泡 2 天；大枣去核，切碎。②把用酒浸泡好的阿胶浓浆倒入小锅里小火加热，慢慢溶化，其间要小心搅拌，不要煳锅。③待阿胶完全溶化后加入大枣和冰糖，继续加热，搅拌，直至冰糖完全溶化。④继续小火加热，不断搅拌直至阿胶浆变黏稠，关火。⑤取干净容器，趁热把阿胶浆倒入，放凉后置冰箱内保存即可。用法：早、晚各 1 汤匙，做 1 料可吃 1 周。功效：补血滋阴、养颜美容，适合女性冬季补养。对体质虚弱、贫血及免疫力低下有很好的保健作用。

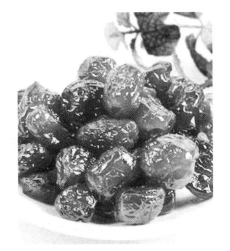

■ 阿胶枣

◎ 阿胶 5 克，金丝小枣 500 克，黄酒适量。制作：①阿胶砸碎后放入大瓷碗中，大约加入 3 小匙水和少量黄酒（红葡萄酒和桂花陈酒更好)，盖好盖子入锅蒸至阿胶全部化开，加入少量红糖，搅拌，待糖溶化后再滴入数滴酒就可出锅；②金丝小枣洗干净后放入白瓷碗中，置微波炉中用高火加热 2 分钟后，把小枣上下翻动，再放入微波炉中加热 1 分钟；③将小枣倒入装阿胶的大碗中，和刚刚熬好的阿胶浆混合搅拌，使小枣表面裹上薄薄的一层阿胶浆。然后，放盘中晾干，待凉后装入塑料袋放入冰箱中，随吃随取。本方益气养肾、滋补养颜。适宜于体质虚弱、贫血及免疫力差的人群食用。特别是冬季每天吃 5～10 粒阿胶枣，不仅可以增强体质，还能养颜抗衰。

■ 当归大枣生姜炖羊肉

◎ 当归 50 克，大枣 12 枚，生姜 50 克，羊肉 500 克，盐 8 克，味精 2 克。将羊肉切成块，用水冲净血污，放入开水中滚 5 分钟左右，捞起；当归洗净切片，大枣去核，生姜去皮切片；将以上材料放入已经煲滚了的水中，继续用中火煲 3 小时即可。功效：补血活血、祛风散寒。

上篇
大枣古今
纵　横　谈

大枣益寿、美容良方

 ## 益寿良方

■ 参枣米饭

◎ 党参10～20克，大枣20枚，糯米250克，白糖50克。制作：①党参、大枣加水煎半小时，去党参渣；②糯米蒸饭，大枣铺于饭上，枣参汤加白糖煎为浓汁淋在饭上即可食用。功效：补气养胃。适用于体虚气弱，乏力倦怠，心悸失眠，食欲缺乏，肢体水肿，大便溏薄等症。

■ 人参大枣山药粥

◎ 人参6克，大枣10枚，山药50克，猪瘦肉50克，粟米100克。先将瘦肉切片，与山药、大枣、粟米同煮成粥，另煎人参水兑入粥中，煮开即成。功效：益气养血、悦色丰肌。适用于脾虚血弱、元气不足所致的形体消瘦、面色暗黄。

■ 大枣茯苓糯米粥

◎ 大枣10枚，糯米200克，茯苓15克，枸杞子15克。制作：①糯米、大枣分别淘洗干净，浸泡1～2小时；②锅中放入足够的清水，大火烧开后下糯米、大枣、茯苓，煮开后转小火慢熬40分钟；③下枸杞子，继续煮5～10分钟，喜甜者可以同时加入适量冰糖至溶化即可。

■ 人参大枣茶

◎ 人参3～5克，大枣10枚。制作：将人参切成薄片，大枣去核。共置保温杯中，以沸水冲泡，加盖闷15分钟，代茶频饮，至味淡时，将参、枣吃下。每日1剂。功效：补虚生血，保护肝脏、增强肌力和体重。主治大失血后，体质虚弱。脾胃湿热，舌苔黄腻者忌用。

■ 党参大枣茶

◎ 党参20克，大枣10～20枚，茶叶3克。将党参、大枣洗净后，同煮代茶饮用。功能：补脾和胃，益气生津。适用于体虚，病后饮食减少，大便溏稀，体困神疲，心悸怔忡，妇女脏躁。

■ 大枣枸杞茶

◎ 大枣6枚，枸杞子10克。将枸杞子、大枣一起放在锅中，加入适量的水，大火煮沸，转用小火焖煮5分钟即可。也可以用开水直接冲泡服用。

按：枸杞子具有补肝肾明目、增强免疫力、滋养强身等多种优点。

本方简便易行，对于身体虚弱、肠胃不适、容易口干舌燥、肝代谢功能失调者可以长期服用。如口干舌燥很严重或火大者可另加菊花1～2朵一起冲服。

■ 首乌大枣粥

◎ 何首乌粉25克，大枣50克，冰糖15克，粳米50克。先将粳米、大枣一同入锅，熬煮成粥。待粥半熟时加入何首乌粉，边煮边搅匀，至粥黏稠即成，再加入冰糖调味。此粥有补肝肾、益精血、通便、解

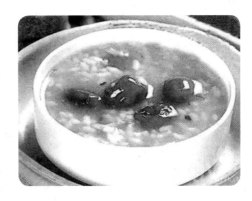

毒等功效，适用于肝肾两虚、精血不足所致的头晕眼花、失眠健忘、梦遗滑精等症，老年性高血压、血管硬化患者久服可延年益寿。

■ 参芪大枣乳鸽汤

◎ 党参60克，黄芪50克，大枣（去核）6枚，乳鸽2只。将党参、黄芪、大枣洗净；乳鸽杀后，去毛及内脏，切块。诸料一起放入砂锅内，加清水适量，大火煮沸后，再改用小火煲2小时，调味即可。饮汤吃乳鸽肉。隔天1料，连用5料为1个疗程。功能：补气健脾。适用于久病体弱、面黄食少、气短乏力、神疲形瘦者，常人经常服用可延年益寿。

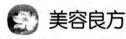
美容良方

■ 西洋参大枣粥

◎ 西洋参 3 克，大枣 10 枚，粟米 100
克。先将西洋参洗净，置清水中浸泡一夜，
切碎西洋参；洗净大枣；将西洋参、大枣、
粟米及浸泡西洋参的清水一起倒入砂锅内，
再加些清水，小火熬 60 分钟。每日 1 次，
早晨食用。久食本粥可使身体变得强壮，

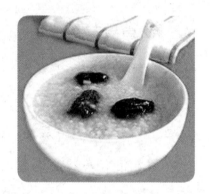

皮肤变得细腻红润。适用于四肢无力，气虚体弱，面色苍白无光泽者。

■ 大枣菊花粥

◎ 大枣 50 克，粳米 100 克，菊花 15 克。将三者一同放入锅内，加清
水适量，煮至浓稠时，放入适量红糖调味食用。此方具有健脾补血、清肝
明目之功效。长期食用可使面部肤色红润，起到保健防病、驻颜美容的作用。

■ 大枣香菇汤

◎ 干香菇 20 只，大枣 8 枚，料酒、精盐、味精、姜片、花生油各适
量。将干香菇先用温水浸发至软，再用清水洗去泥沙；将大枣洗净，去核。
用有盖炖盅，加进澄清过滤的泡发香菇水和适量清水，再放入香菇、大枣、

精盐、味精、料酒、姜片、熟花生油少许，盖上盅盖，上蒸笼蒸 1 小时左右。出笼即可食用。此汤有健美、抗衰老之功效。

■ 大枣炖兔肉

◎ 兔肉 150 克，大枣 6 枚，生姜 5 克，料酒、食盐、葱等调味料适量。将兔肉切块，加料酒、盐腌渍 20 分钟；大枣放锅底，上放兔肉，加生姜片、葱等调料及水少许，炖至熟烂即可佐餐食用。大枣炖兔肉具有滋阴补中，益气健脾，养血补血，护肤美容等功效。

■ 大枣桂莲鸡蛋汤

◎ 大枣 10 枚，桂圆肉 20 克，莲子 40 克，鸡蛋 100 克，姜 10 克。先把鸡蛋放入冷水锅内，放在火上加热煮熟，去壳；桂圆肉洗净；莲子去心，保留莲子衣；大枣去核，洗净；生姜去皮切片；锅内放入适量水，用旺火煮开，下入桂圆肉、莲子、大枣、姜片、鸡蛋，用中火煮 2 小时即成。本汤清淡适口，回味甘甜，有宁心安神，养血润肤之功效。

 # 祛皱养颜良方

■ 大枣花生炖猪蹄

◎ 大枣 100 克，花生米（带红衣）100 克，猪蹄 4 只，料酒 25 毫升，酱油 60 毫升，砂糖 30 克，葱段 30 克，鲜姜 15 克，八角、花椒、小茴香、味精、精盐各适量。将大枣和花生米用清水洗净后放碗中，加清水浸泡备用。将猪蹄上的毛去净，洗净放锅中，加水适量，煮四成熟捞出，加入酱油拌匀。锅内入油适量，旺火烧七成热，将猪蹄倒入，炸至金黄色捞出，放砂锅内，加入清水，将猪蹄淹没，煮沸后，加入大枣、花生米及调料，继续用小火煮至猪蹄烂熟即可。服法：每天吃猪蹄 1 个，同时吃适量大枣和花生米，分 4 天吃完，经常食用。本方养颜美容，防止和减少面部皱纹，维护皮肤弹性，并有养血安神、补中益气的作用，适用于需要美容和防治面部皱纹者，对患有贫血、血小板减少、白细胞减少及身体虚弱者有疗效。

按：花生米，又称长生果。常食花生，有滋补强壮之功。猪蹄（亦称猪爪、猪脚）含有大量的胶原蛋白质，是改善组织细胞、使皮肤丰满润泽、减少皱纹的美容食品。《本草图经》说猪蹄能"填肾精而健腰脚，滋脾胃以滑皮肤，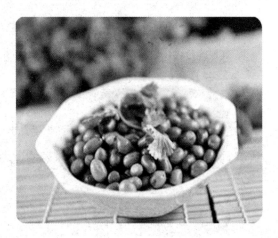长肌肉可愈溃疡，助血脉能充乳汁，较肉尤补"。以上三味同炖食，可起到互补作用，提高食补的功效。

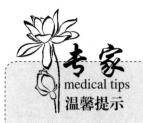

本方为高营养方剂，为胶质黏厚之品，应细嚼慢咽，不可粗吞；其次，胃脘胀满，消化不良者应减少用量；花生米一定要带红衣，因红衣有补血作用，还能治血小板减少症。

■ 大枣生姜美容茶

◎ 大枣 250 克，生姜 500 克，沉香、丁香各 25 克，茴香 200 克，盐 30 克，甘草 150 克。所有材料共捣为末，和匀备用。每次 15 ～ 25 克，清晨煎服或泡水代茶饮。此茶具有补脾养血、安神解郁、消除皱纹、容颜不老之功效，久服令人容颜白嫩、皮肤细滑、皱纹减少。

■ 仙人粥

◎ 制何首乌 30 克，粳米 60 克，大枣 20 枚。用竹片刮去何首乌皮，切片煎取浓汁去渣，将浓汁同粳米、大枣放入砂锅内煮粥，熟时加适量红糖，再煮 1 ～ 2 分钟即成。早、晚空腹食用，7 ～ 10 天为 1 个疗程，隔 5 天后再食用，有乌发养颜、抗老祛皱功效。

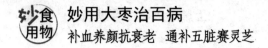
 消斑祛痘良方

■ 大枣莲药羹

◎ 山药 50 克，大枣 20 克，薏苡仁 30 克，莲子 20 克，冰糖适量。将山药洗净，去皮，切小丁；大枣、莲子（去心）洗净，泡软；薏苡仁淘洗干净，与山药、大枣和莲子同放锅中，加入适量水，煮至成粥，放入冰糖，待冰糖溶化后即可食用。常食有很好的润肤、祛斑、防皱功效。

■ 薏米大枣粥

◎ 生薏苡仁 100 克，大枣（去核）12 枚，水 4 碗。用小火煲熬制成粥，食用，隔日 1 剂。此粥活血养颜，可减少脸部蝴蝶斑及产后面色黑滞及恶露不绝等症。

■ 大枣木耳养颜汤

◎ 大枣 10 枚，黑木耳 50 克，冰糖适量。将大枣冲洗干净，用清水浸泡约 2 小时后捞出，剔去枣核；黑木耳用清水泡发，择洗干净，切成小块。把大枣、黑木耳放入汤盆内，加入适量清水、冰糖，上笼蒸约 1 小时即成。每日早、晚餐后各服 1 次。本汤可补充营养，补气活血。经常服用，可以使面色红润、驻颜祛斑、体态轻盈苗条。本汤可用于治疗面部黑斑、形体消瘦。

■ 大枣木耳猪肝汤

◎ 黑木耳 20 克，猪肝 150 克，生姜 10 克，大枣 5 枚，盐少许。将黑木耳用清水透发洗干净；猪肝切片，生姜去皮，大枣去核。加入适量清水于煲内，先用猛火煲至水滚，然后放入黑木耳、生姜和大枣，继续用中火煲 1 小时左右。加入猪肝，待猪肝熟透，便可加盐调味饮用。此汤补益血气，活血祛瘀，主治气滞血瘀所致的黄褐斑。如果妇女气滞血瘀、月经不调、经期腹痛、黑眼圈、脸上出现黄褐斑，都可以用此汤食疗。

■ 大枣莲子鸡腿汤

◎ 大枣 10 枚，鸡腿 2～3 只，莲子 15 克，薏苡仁 15 克，姜片、盐各适量。制作：①干莲子泡水 2 小时，去除莲心；鸡腿洗净，剁成块状。②汤锅内水煮沸，放鸡腿，2 分钟后有血沫等悬浮物时，将鸡腿捞出。③重新放一锅干净水，煮沸，下莲子、大枣、鸡腿、姜片，中火炖 1 小时，鸡肉熟软后，再下盐调味。④再小火炖半个小时，出锅即可。此汤润泽皮肤，淡化皮肤斑点，增加皮肤含水量，减少皱纹。

■ 大枣薏米汤

◎ 大枣 20 克，薏苡仁 20 克，白果（去壳除衣）15 克，桂圆肉 10 克，鹌鹑蛋 6 只。将前 4 味同放入锅内煮 40 分钟，再加上煮熟去壳的鹌鹑蛋煮半小时，加入适量红糖或冰糖即可。此汤具有养心神、清湿毒、健脾胃之功效。常食可预防皮肤暗疮、粉刺、扁平疣等，使皮肤滋润嫩滑、光洁白净。

上　篇

大枣古今
纵 横 谈
日常用枣常识

 ## 食用大枣应注意什么

大枣既是美食，也是良药，但也并非人人适宜，在食用时还应注意以下一些问题。

◇ 鲜枣性凉，生食常损脾作泻，因此，一次不宜吃得过多，最好别超过 20 枚。吃得过量会有损消化功能，引起胃酸过多和腹胀、腹泻等。

◇ 鲜枣食用时最好不要用水煎煮，因为温度超过 80℃，枣中所含的维生素 C 就被破坏。用清水洗净后，生吃是最有营养的。

◇ 生吃大枣时，枣皮易滞留在肠道中不易排出，因此，吃枣时应吐枣皮，细细咀嚼。

◇ 大枣糖分过多，食后应及时漱口，否则易引起齿黄或龋齿。李时珍云："若无故频食，则损齿。"因此，吃枣要适量，并注意口腔清洁，防止枣中所含的糖对牙的腐蚀。

◇ 大枣入药煎服时，一定要将大枣瓣开、去核。枣皮中含有丰富的营养成分，煎药时一般不宜丢弃。

◇ 大枣味甘性温，食用过多会助湿生痰蕴热，凡中焦湿盛，脘腹胀满，饮食积滞、痰热咳嗽、舌苔厚腻者均不宜食。

◇ 大枣"助湿"，能够锁住人体内的水分，导致水湿积于体内，因此，水肿病人忌食大枣。有些女性月经期间，常会出现眼睑水肿或脚肿的现象，这也是湿重的表现，也不适合食用大枣。

◇ 忌食的人群：①肥胖病人忌多食、常食。②急性肝炎湿热内盛者忌食。③寄生虫患儿忌食。④牙病疼痛者忌食。⑤儿童脾胃功能较弱，大枣黏腻，不易消化，多食碍胃，易影响儿童食欲和消化功能。⑥大枣过甜，患有糖尿病的人应慎食，以免血糖增高。

◇ 腐烂变质枣忌食用。腐烂的大枣在微生物的作用下会产生果酸和甲醇。食用腐烂的枣，轻者可引起头晕、视力障碍等中毒反应，重者可危及生命，所以要特别注意。

◇ 大枣不宜和黄瓜或萝卜一起食用。萝卜含有抗坏血酸酶，黄瓜含有维生素分解酶，两种成分都可破坏大枣中的维生素。古籍载大枣忌与葱、鱼同食，当谨慎对待。

夏日如何贮藏大枣

◎ 大枣在夏天容易生虫，虫子有的是外面来的，有的是从里面生出来的，因为枣树上有一种虫子叫枣食心虫，它在枣生长期时就咬破枣皮，钻洞爬进枣里去了，后来枣果不断生长，虫子就在里面住下了。直到枣熟采摘，并晾晒成干枣，有的虫子也不出来。然而，到了第二年夏天，在枣里面养得胖乎乎的虫子酒足饭饱地出来了，一出来就变成蛾子，又生很多小虫。所以，我们买回家的枣即使从表面看没有一个虫眼，也很难保证枣里面没有虫子。因此，最好将准备贮存的大枣放在冷冻室里保存，这样可以将虫子冻死，不让它来年夏天繁殖。或者先将枣用水煮熟，晾干后再存放起来，也可在装枣的缸里或袋子里放入一些"粮虫净"，杀死虫子，保证大枣安全过夏。

另外，还可用 30～40 克盐，炒后研成粉末。将 500 克大枣分层撒盐放入缸中封好，大枣就不会坏，也不会变咸。枣多就按上述比例增加盐。

 ## 大枣怎样才能巧去皮

◎ 将干大枣用清水浸泡 3 小时，然后放入锅中煮沸，待大枣完全泡开时，将其捞起剥皮，很容易就能将枣皮剥掉。也可以在煮的时候，加入少量灯心草，就会使枣皮自动脱开，只要用手指一搓，枣皮就会脱落。

为何吃枣应该慢吐核

◎ 通常，人们在吃过枣肉后，会马上把枣核吐出来。其实，把枣核多在嘴里含一会儿这样可以充分利用枣核的"生津"功能，用以治疗口干。

中医学认为，津液具有很强的流动性和补益性，经咽下进入人体后，内能滋养脏腑组织，外能润养肌肤。

吞津咽液是历代养生家非常推崇的方法，坚持练习，可以缓解口干口渴、皮肤干燥、便秘等症状，还能起到养颜的作用。对于脾胃功能虚弱、消化不良的老年朋友来说，经常吞津咽液，还能润泽胃肠，促进消化。

因此，吃完枣肉后，不用急着吐核，将枣核含在嘴里几分钟，并用舌尖不断地翻动，待口中的津液较多时徐徐咽下，然后再重复上述动作。为了避免误吞枣核，儿童及有吞咽功能障碍的人不宜采用此法。

买枣时该如何挑选

【一看】

◎ 优质鲜枣皮色紫红，颗粒饱满且有光泽，表皮不裂、不烂，皱纹少，痕迹浅。如果皱纹多，痕迹深，果形凹瘪，则肉质差或是未成熟的鲜枣制成的干品。如果枣皮红中带斑点，很可能存放时间较长；表皮过湿或有烂斑，一般可判定为浇过水的枣，这种枣不易久存。值得注意的是，成熟鲜枣红中有光，而捂红的鲜枣缺光泽且发暗，带褐色。

如果大枣的蒂端有穿孔或粘有咖啡色或深褐色的粉末，这说明大枣已被虫蛀了，掰开大枣可看到肉核之间有虫屎。吃时要将虫屎、烂枣等剔除干净。

【二捏】

◎ 用手将大枣成把紧捏一下，如感到滑糯又不松泡，说明肉质厚细紧实，枣身干，核小；如果甜味差、有酸涩味，用手捏，松软粗糙，质量就差；如果湿软而粘手，说明枣身较潮，不耐久贮，易于霉烂变质。

【三尝】

◎ 口感松脆香甜，一般为品种较好的枣。挑选枣时，一定要选脆的，因为鲜枣一旦软化，维生素含量会减少 90%。

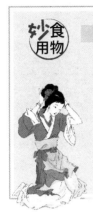

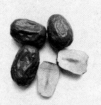

活学巧用食材　妙治各科百病

下 篇
妙用大枣治百病

性 味 · 功 效 · 选购贮藏 · 食用与保健养生常识

【医家论述】

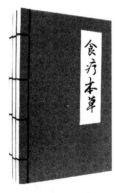

　　（大枣）主补津液，洗心腹邪气，和百药毒，通九窍，补不足气，煮食补肠胃，肥中益气第一，小儿患秋痢，与虫枣食，良。

——唐·孟诜《食疗本草》

　　通九窍，和百药，养肺胃，益气，润心肺，生津，助诸经，补五脏。惟中满及热疾忌食，齿疼并风疾禁尝。乃调和之品，非补益之味。《本经》曰其补者，亦因其调和之故也。

——清·陈士铎《本草新编》

下 篇
妙用大枣
治 百 病

妙用大枣防治感冒

感冒是指感受风邪或流行病毒引起的外感病证，临床表现以鼻塞、流涕、喷嚏、头痛、恶寒、发热、全身不适等为主。四季皆可发病，以冬、春两季为多。

大枣能增强身体抵抗力，一般中医治疗感冒方剂常用大枣调和营卫，扶正祛邪。

预防感冒

■ 姜枣苏叶汤

◎ 生姜3克，大枣3枚，紫苏叶3克，红糖15克。生姜切丝，大枣劈开，与紫苏叶共放入茶杯中，冲入热水200毫升，加盖浸泡5分钟，加入红糖，搅匀趁热饮用。适用于平时怕冷而易感冒的人。

■ 生姜大枣糖饮

◎ 老姜片15克，大枣12枚，红糖适量。大枣洗净，泡软，去核备用。与姜片、红糖共同放入锅中，以大火煮熟，改小火熬煮约30分钟，趁热服用。

此道饮可以促进血液循环、温肺止咳、预防感冒。感冒初期服用，能刺激排汗，让身体暖和，抵抗病毒的侵袭，加速病体痊愈。

■ 大枣葱姜萝卜汤

◎ 大枣 5 枚，葱白（连须）10 克，白萝卜 50 克，老姜 10 克，冰糖适量。做法：将生姜、萝卜洗净切丝，葱根洗净稍拍，大枣切开、去核。先煮大枣，待大枣膨松后加入余品，续煮 20 分钟后，拣去葱根、姜片，加入适量冰糖搅融即可。食大枣、萝卜，饮汤，每日分 2～3 次热饮。功能扶正解表，散寒祛湿。治风寒感冒时以顿服、饮后捂汗为佳。此汤平常喝可以预防感冒，把病毒扼杀在摇篮里。

 调治血虚感冒

■ 葱姜大枣汤

◎ 葱白 9 克，生姜 6 克，大枣 10 枚，鲜丝瓜 20 克，粳米 30 克。先将葱白、生姜洗净切丝，备用；大枣、粳米加水适量煮成薄粥，后将二丝加入微煮即成。趁热食用，每日 2 次。此方疏风散寒，养血补中，用于血虚感冒。

■ 姜糖大枣饮

◎ 生姜 10 克，大枣 10 枚，芫荽 15 克（干品 6 克），鲜萝卜 15 克，红糖 20 克。将生姜、萝卜洗净切丝，芫荽洗净切段，大枣切开。先以红糖加水适量煮枣，待大枣膨松，加入余品，微煮食用，每日 2～3 次。此方疏风散寒，养血宣肺，适用于血虚感冒风寒，咳嗽痰多者。

■ 桂圆大枣苏叶汤

◎ 桂圆肉 30 克，大枣 10 枚，紫苏叶 6 克。将桂圆肉、大枣洗净，大枣去核，共煮汤。10 分钟后放入紫苏叶，再煮 10 分钟，取汤饮用。此方用于血虚感冒风寒，畏寒微热身酸软者。

 ## 调治感冒发热咽痛

■ 大枣乌梅丸

◎ 用大枣、乌梅各等量，去核，研碎入蜜为丸，如枣核大，含服，可用于调治感冒发热后口干咽痛。

■ 银花大枣茶

◎ 金银花 10 克，大枣 5 枚，菊花 5 克。沸水冲泡，代茶饮用，每日 1 剂。功效：疏风清热，解毒利咽。适用于病毒性感冒引起的发热、咽痛等症。

下 篇

妙用大枣
治 百 病

妙用大枣治咳嗽

　　咳嗽是肺气上逆，冲击气道，发出咳声或伴有咳痰为主要表现的一种病症。有声无痰谓之咳，有痰无声谓之嗽，临床常痰声并见，故合称为咳嗽。咳嗽的病名首见于《内经》。本病发病率高，据统计慢性咳嗽的发病率为3%～5%，在老年人中的发病率高达10%～15%，寒冷地区发病率更高。西医诊断为上呼吸道感染，急、慢性支气管炎，支气管扩张，肺炎等出现咳嗽症状者都可参考本篇治疗。

调治咳嗽

■ 枣杏豆豉丸

　　◎ 杏仁（去皮尖，熬）120枚，淡豆豉（熬干）100枚，大枣（去核）40枚。上三味合捣成泥，做药丸如杏核大，含于口中，慢慢服下，每日7～8次，可用于调治咳嗽。（孟诜《必效方》）

调治阴虚燥咳

■ 大枣沙参汤

◎ 大枣 10 枚，南沙参 15 克，玄参 10 克，麦冬 15 克。水煎服，有显著疗效。

■ 大枣百合汤

◎ 大枣 10 枚，百合 60 克，冰糖适量。先将大枣洗净，去核；百合洗净，撕散鳞片；然后将上 2 味共入砂锅煮烂，加入冰糖适量调匀即可。饮汤，食大枣、百合。每日 1 次，5～7 日为 1 个疗程。本汤补中益气，润肺止咳，健脾养胃。适合于调治慢性咳嗽或气虚咳嗽。

■ 剑花蜜枣猪肺汤

◎ 猪肺半个，剑花（为仙人掌科植物天尺的花）60 克，蜜枣 5 个，陈皮 1 小片。将剑花、陈皮（去白）用清水浸软；洗净切段；蜜枣洗净；猪肺切厚片，浸泡于清水中，用手挤洗干净，放入开水锅内煮 5 分钟，捞起。把全部材料放入锅内，加清水适量，大火煮沸后，小火煲 2 小时，调味供用。本汤适用于外感燥邪咳嗽，症见干咳，咽干口燥，或肺胃积热之咳痰黄稠。

■ 大枣白果汤

◎ 大枣 3 枚，白果 3 粒，放入小锅中，加上大半碗水，中火煎 10 分钟即可。每晚临睡前给患儿服用。此方适合 2 岁以上长期、反复发作的慢性咳嗽的患儿饮用。

 ## 调治肺虚咳嗽

■ 鹅喉蜜枣汤

◎ 鹅喉管 3 条，蜜枣 2 枚。将鹅喉管洗净，切段；蜜枣洗净，稍浸泡去核，然后一起放进瓦煲内，加入清水 750 毫升（3 碗量），大火煲沸后，改为小火煲约 1 小时，至 200 毫升（大半碗量）便可。每日分次服。连服一段时间，肺虚咳嗽将日渐康复。

按：中医学认为咳嗽多由脏腑功能失调，肺气虚损，风寒外邪侵袭，支气管痉挛喘息伴咳嗽。以鹅喉管治之，是"以形补形"，且鹅喉管含多种酶及抗体组织，能增强身体免疫功能。蜜枣健脾益气，枣中含有大量环磷腺苷样物质，有抗过敏作用。鹅喉蜜枣汤为民间验方，清淡而可口，小孩易服，且对扁桃体炎有预防作用，中老年人亦可服用。

调治气管炎咳嗽

■ 糖蒸大枣山楂

◎ 大枣、白糖、山楂各 1000 克，共放入新瓦盆里，加少量水（1 杯或半杯），放到蒸锅里蒸 2 小时左右。蒸熟后晾凉，装到罐头瓶里，放到阴凉处。每日早晨空腹吃五六个大枣和五六个山楂，晚上临睡前再各吃五六个，共吃"九九八十一天"。据报道，有一位 50 多岁患者，患有严重气管炎，后来发展成肺气肿。按照这个偏方天天按时服用，1 年后基本不咳嗽了。又接着服了 1 年，到第 3 年冬天，气管炎就彻底好了。直到 93 岁去世，身体都很硬朗。本方所用的都是食品，即使不患病，经常食用也可起到保健的功效。

■ 胡萝卜大枣汤

◎ 胡萝卜 120 克，大枣 40 克。先将大枣洗净，浸泡 2 小时，再将胡萝卜洗净、切片，与大枣一并放入砂锅内，加入清水 1000 毫升，煮约 1 小时，以大枣熟烂为度。每日分 3 次服，连服 3～5 日。本方宣肺平喘止咳，养阴益气，利气止咳。适用于肺阴虚型气管炎患者，症见呛咳阵作、口干自汗、精神疲乏等。

■ 百部大枣乳鸽汤

◎ 乳鸽 1 只，炙百部 13 克，大枣 5 枚。将乳鸽剖净，去内脏及脚爪，洗净；炙百部、大枣（去核）分别用清水洗净。然后将以上备用料一起放入砂煲内，加清水适量，大火煮沸后，改用小火煲 1 小时，调味食用。本方温润肺气、化痰止咳，用于慢性支气管炎、百日咳属寒痰者，症见咳嗽不止，入夜尤甚，动则喘息，痰白量多，胸闷口淡，食欲减退，舌苔白等。

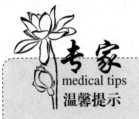

专家

medical tips

温馨提示

本病忌食辛辣、香燥、肥甘厚味及寒凉之品。保持心情舒畅，避免性情急躁、郁怒化火伤肺。发病后注意休息，多饮水，以利排痰。同时，改善环境卫生，消除烟尘和有害气体的危害。吸烟者戒烟。经常锻炼身体，增强体质，提高抗病能力。

妙用大枣调治哮喘

哮喘是指由于外感或内伤，导致肺失宣降，痰阻气道，痰气搏击，气道挛急，发作性痰鸣气喘疾病；以喉中哮鸣有声，呼吸气促困难，张口抬肩，鼻翼扇动，甚至喘息不能平卧为临床特征。哮是指呼吸时喉间发出的喘鸣音，因哮必兼喘，故合称哮喘。哮喘长期反复发作可并发慢性支气管炎、肺气肿和肺心病。哮喘是内科常见病之一，在我国北方更为多见，发病率占人口的 2% 左右。

润肺止喘

■ 百合大枣银杏羹

◎ 百合 50 克，大枣 10 枚，白果 50 克，牛肉 300 克，姜 3 克，盐 3 克。将新鲜牛肉用开水洗干净之后，切薄片；白果去壳，用水浸去外层薄膜，再用清水洗净；百合、大枣和生姜分别用清水洗干净；大枣去核；生姜去皮，切片。砂锅内加入适量清水，先用猛火煲至水滚，放入百合、大枣、白果和生姜片，改用中火煲百合至将熟，加入牛肉，继续煲至牛肉熟，放入盐少许，即可盛出食用。此方有补血养阴，滋润养颜，润肺益气，止喘，涩精的功效。

 ## 调治支气管哮喘

■ 大枣南瓜汤

◎ 南瓜 500 克，大枣 50 克，红糖适量。将南瓜去皮，大枣去核，入锅一起加水煮烂，加红糖溶化即可。本汤甜糯适口，适合支气管哮喘患者食用。

 ## 补气止喘

■ 大枣桂圆淮杞炖花胶

◎ 蛤蚧 1 对，鱼肚（花胶）80 克，桂圆肉 20 克，淮山药 16 克，枸杞子 16 克，大枣 20 克，党参 20 克，姜 4 克，盐 4 克。将鱼肚隔夜用水浸透，切块，用水洗净；蛤蚧擦去鳞片，去头，去爪，用水洗净，切块。

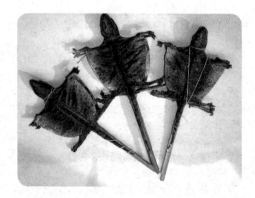

桂圆肉、淮山药、枸杞子、党参、生姜和大枣用水洗净。淮山药、党参切成片。生姜去皮，切片。大枣去核。将全部食材放入电瓦煲内，加入开水，炖5小时。加入细盐调味，即可饮用。此汤补血强心、补气止喘、健脾、宁神，对身体虚弱、心肺气虚、呼吸无力、喘促、精神疲乏、气力不足、心悸不安、失眠、头晕眼花、耳鸣、面色苍白、食欲缺乏等症康复有帮助。平常人食用也有滋补强壮、健脾开胃的作用。

 ## 调治小儿哮喘

■ 大枣生姜粥

◎ 生姜15克，大枣6枚，糯米50～60克，加水400毫升熬成粥，熟后加适量红糖，趁热分1～2次食用。本方适用于小儿外感寒邪，咳嗽气急而喘。

 ## 调治痰喘亡阴

■ 浮小麦大枣汤

◎ 浮小麦60克，大枣7枚。加水共煎服。功效：止咳平喘，敛汗。用于寒热痰喘、大汗不止。

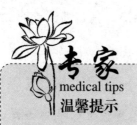

专家
medical tips
温馨提示

　　中医学认为，哮喘的发作期一般分为寒、热两型。寒性哮喘要忌食生冷寒凉的食物，如苦瓜、西瓜等；而热性哮喘患者忌食羊肉、韭菜、辣椒、葱、姜、蒜等。平时在缓解期，哮喘患者可以多食用丝瓜、山药、核桃、梨等对哮喘有辅助治疗作用的食品。

下篇

妙用大枣
治百病

妙用大枣调治胃痛

胃痛俗称"心口痛",因胃痛最常见的部位是在上腹部,邻近心窝处。本病相当于西医诊断的急、慢性胃炎,消化性溃疡,胃痉挛,胃下垂,胃黏膜脱垂症,十二指肠炎,功能性消化不良等。现代生活节奏的加快,人们饮食的不规律,胃病发生率越来越高。俗话说"胃贵在养",患有胃病的人,除了药物治疗外,饮食自疗也很重要。

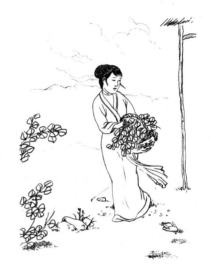

调治急性胃痛

■ 乌梅大枣杏仁方

◎ 乌梅1枚,大枣2枚,杏仁7枚。上药混合捣烂,男用酒、女用醋送下(《海上方》治卒急心痛)。口诀云:"一个乌梅两个枣,七枚杏仁一处捣,男酒女醋送下之,不害心痛直到老。"

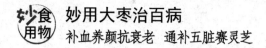
 ## 调治胃寒疼痛

■ 紫苏生姜大枣汤暖胃散寒

◎ 鲜紫苏叶 10 克，生姜 3 块，大枣 10 枚。先将大枣放在清水里洗净，然后去掉枣核，再把姜切成片；将鲜紫苏叶切成丝，与姜片、大枣一起放入盛有温水的砂锅里用大火煮，锅开以后改用小火炖 30 分钟。然后将紫苏叶、姜片捞出来，再继续用小火煮 15 分钟。此汤具有暖胃散寒、助消化行气的作用。

■ 大枣姜糖粥补脾散寒

◎ 大枣 10 枚，粳米 100 克，姜末、红糖各适量。将粳米洗净，放入砂锅中，加水烧开，放入姜末、大枣、红糖一起熬炖至黏稠即可。本方有补脾养胃、温中散寒的作用，适用于脾胃虚弱、寒邪内阻导致的胃痛、胃胀及腹泻，或伴有神疲乏力，身寒肢冷，呕吐清水等症。阴虚者及孕妇慎食。

■ 胡椒猪肚汤温胃止痛

◎ 猪肚 1 个，党参 15 克，芡实 30 克，大枣 12 枚，胡椒 30 粒，生姜 4 片，米酒适量。猪肚用盐搓洗干净，将胡椒放入猪肚内，用线缝合，再将其余材料一同放入锅内，加适量水煮约 2 小时，去除党参，调味后即可食用。此方健脾温胃止痛，适用于胃痛隐隐，腹胀纳差，体倦神疲，泛吐清水，喜暖喜按，形寒肢冷，大便溏薄等虚寒体质者食用。

调治慢性胃炎

■ 验方 1

◎ 大枣 30 克，干姜（切薄片）10 克，桂圆肉 30 克，红糖 20 克，加水 500 毫升煎煮 15 分钟，早、晚服用。能温脾胃，补中气，对慢性胃炎、胃神经官能症、胃痛闷胀有良好治疗作用。

■ 验方 2

◎ 大枣 7 枚，红糖 10 克，生姜 5 片。大枣用温水泡发后去核，和生姜放锅内，加水 2 碗。大火煮至滚后，转中小火。煮至只有 1 碗水时，加红糖再煮 5 分钟即可。吃枣饮汤，每日 1 次，适用于慢性胃炎虚寒疼痛患者食用。

■ 验方 3

◎ 生姜 5 克，大枣 2 枚，一起放在嘴里嚼烂咽下，每天 3 ～ 5 次。当胃有不舒服感觉时，也可以吃上一次，很快便会感觉胃里发热，症状随之缓

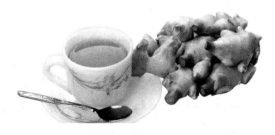

解。连续服用数月，胃痛、腹胀等症彻底消失，食欲正常。平时也可把生姜、大枣当保健品食用。

■ 参芪枣猴头炖鸡

◎ 猴头菌100克，母鸡1只（约750克），黄芪、党参、大枣各10克，姜片、葱白、绍酒、清汤、淀粉各适量。将猴头菌洗净去蒂，发涨后将菌内残水挤压干净，以除苦味，再切成2毫米厚片待用。把母鸡去头脚，剁方块，放入炖盅内加入姜片、葱白、绍酒、清汤，上放猴头菌片和浸软洗净的黄芪、党参、大枣，用小火慢慢炖，直至肉熟烂为止，调味即成。此方补气健脾养胃，适用于慢性胃炎气血不足者食用。

■ 二参大枣饮

◎ 党参10克，北沙参10克，大枣10克。将大枣去核；党参、北沙参分别切成片；将大枣、党参、北沙参一同置于锅内，加入200毫升清水；用中火烧沸，用小火煮15分钟。此方适用于气阴两虚型胃炎患者。

■ 大枣百合山药粥

◎ 山药90克，百合40克，大枣15枚，薏苡仁30克，大米适量，共煮粥。每日2次服食。方中山药具有补脾和胃之功能；百合清热润燥；大枣、薏苡仁健脾和胃。诸药合用具有滋阴养胃、清热润燥的作用。本粥特别适合胃病中医辨证属胃阴不足者，患者常表现为胃脘隐痛、饥不欲食、口干咽燥、形体消瘦、舌红少苔、脉细。

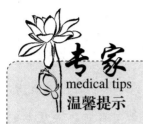

专家
medical tips
温馨提示

为了降低胃病疼痛的次数和防止病情加重，在日常生活中应该注意防寒保暖，饮食应以温、软、淡、素、鲜为宜，按时就餐，少食多餐，细嚼慢咽，忌暴饮暴食，睡觉前不要吃得太多。吃饭不要太快。尽量避免过度劳累，保持充足的睡眠和愉快的心情。

调治胃及十二指肠溃疡

■ 大枣红花饮活血愈疡

◎ 大枣 10 枚，红花 10 克，加水煎，取药液 200 毫升，加蜂蜜 30 毫升调服。每天早晨空腹时一次服下，20 天为 1 个疗程。

■ 大枣玫瑰花理气止痛

◎ 大枣 250 克，玫瑰花 15 克。将枣去核，放入玫瑰花，上锅蒸熟。每次吃枣 5 枚，每日 3 次，可用于治疗胃及十二指肠溃疡。

■ 陈皮枣茶和胃止痛

◎ 陈皮 10 克，大枣 10 枚。将陈皮切丝，大枣炒焦，二味同放盖杯内，沸水冲泡后加盖闷 10 分钟，代茶频饮。此茶理气和中，适用于消化性溃疡，胃脘痛患者饮用。胃有实热、舌赤少津者慎用。(《百病中医自我疗养丛书》)

按：陈皮气味芳香，性苦温，具有理气调中、燥湿化痰之功，对胸腹胀满、不思饮食、呕逆咳痰、胃痛嘈杂有良效。《医学启源》说它能"出胸中寒邪，破滞气，益脾胃"。药理研究表明，陈皮对平滑肌有缓解功用，并能抗炎、抗溃疡、利胆。动物实验表明：甲基陈皮苷对结扎幽门引起的大白鼠溃疡有明显的抗溃疡作用。

调治胃及十二指肠溃疡出血

■ 墨旱莲大枣汤养血止血

◎ 鲜墨旱莲 50 克（干品 30 克），大枣 20 枚。先将墨旱莲和大枣洗净，一同放入锅中，加清水 2 碗，煎至 1 碗。去渣饮汤吃枣，每日 2 次。此汤具有滋补肝肾、养血止血的功效，适用于胃及十二指肠溃疡出血、失血性贫血等症。

■ 大枣白及粥止血养胃

◎ 白及粉 15 克，糯米 100 克，大枣 5 枚，蜂蜜 25 克。用糯米、大枣、蜂蜜加水煮至粥将熟时，将白及粉加入粥中，改小火稍煮片刻，待粥汤黏稠即可。每日 2 次，温热服食。10 天为 1 个疗程。此粥能止血，养胃生肌，适用于胃及十二指肠溃疡出血及咯血者食用。

 ## 调治胃下垂

■ 猪脾枣米粥补胃升提

◎ 猪脾 2 个，大枣 10 枚，粳米 100 克。将猪脾洗净切片，锅中微炒，加入大枣、粳米添水煮粥，可酌加白糖调味，空腹服食，每日 1 次。10 天为 1 个疗程。猪脾可健脾胃，助消化；大枣和胃养脾，益气安中；粳米补胃气，充胃津。共煮为粥对胃下垂引起的形体消瘦、脘腹胀满、食欲缺乏、倦怠乏力，确有康复保健之效。

按：胃下垂是消化系统的常见病，女性多于男性。胃周围韧带松弛或胃壁张力降低，都容易造成胃下垂。轻度胃下垂患者可无明显症状，但胃下垂较严重者多形体消瘦、腹胀、恶心、嗳气、上腹部无规律性疼痛，饮食后症状加重，平卧时舒服，腹中常可闻及辘辘作响的水声。部分病人可伴有眩晕、乏力、心悸等。中医学认为此系中气不足、气虚下陷所致。

■ 补元复胃汤升阳举胃

◎党参 12 克，白术、茯苓各 10 克，砂仁、豆蔻、陈皮、枳壳、厚朴、麦芽、谷芽、神曲、山楂各6克，木香3克，山药15克，鸡内金12克，甘草6克，大枣6个。用法：水煎服，每日1剂。功用：补中益气、健脾和胃。主治：胃下垂（脾虚气陷）。

　　按：本方出自《千家妙方·上》，治胃下垂屡用效佳。方用党参、白术、茯苓、山药、甘草、大枣补中健脾益气；复以砂仁、豆蔻、陈皮、枳壳、厚朴、麦芽、谷芽、神曲、山楂、木香、鸡内金消食和胃、理气消胀。诸药相伍，共奏补中益气、健脾和胃之功，且具有"补而不滞、通无损伤"之妙，为有益无损之良方。

妙用大枣调治肝炎

　　肝炎是常见病、多发病。肝炎最常见的有甲、乙、丙三型。急性肝炎多有黄疸，肝大，以及食欲缺乏、恶心、呕吐、肝区闷胀或隐隐作痛、失眠、全身乏力等；慢性病毒性肝炎是肝炎病毒引起的肝细胞损害，其中以乙型肝炎病毒最为常见。常表现为乏力、肝区疼痛、腹胀、蜘蛛痣、肝掌、肝大、肝区有压痛。抽血化验有肝炎病毒和肝功能异常。由于药物治疗疗效尚不理想，有部分患者逐渐演变为肝硬化，故调整生活方式，特别是饮食治疗显得十分重要。

　　研究表明，大枣中的果糖、葡萄糖、低聚糖、酸性多糖参与保肝、护肝。大枣内含有三萜类化合物的成分，可以抑制肝炎病毒的活性。大枣可使四氯化碳性肝损伤的家兔血清总蛋白与清蛋白含量明显增加。同时大枣能提高体内单核细胞的吞噬功能，有保肝、增强免疫力的作用；大枣中的维生素 C 及环磷腺苷，能减轻化学药物对肝的损害，并有促进蛋白质合成，增加血清总蛋白含量的作用。在临床上大枣可用于慢性肝炎和早期肝硬化的辅助治疗。

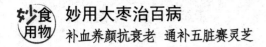
 # 调治黄疸型肝炎

■ 大枣茵陈红小豆汤

◎ 大枣 10 枚，茵陈 30 克，红小豆 30 克，水煎服，每日 1 剂，可防治肝炎。

■ 验方 1

◎ 鲜芹菜 300 克，大枣 60 克，炖汤分次服用。芹菜甘凉清胃，又能清肝降火，疏肝利湿，大枣补脾益肝。此方适用于急性黄疸型肝炎。

■ 验方 2

◎ 大枣 16 枚，茵陈 30 克，水煎后拣去茵陈，食枣饮汤，每日 1 剂。此方对黄疸型甲肝疗效较好。茵陈含有挥发性精油，其中主要成分为 β-蒎烯及茵陈烃叶酸。β- 蒎烯有扩张胆管排泄胆汁的功能，故能消退黄疸；茵陈烃有消炎作用，可以防止肝细胞坏死，促进肝细胞再生。

■ 验方 3

◎ 大枣鸡骨草治黄疸、乙型病毒性肝炎：鸡骨草 60 克，大枣 10 枚。将鸡骨草、大枣分别洗净，放入砂锅内，加水 750 毫升，煎至 250 毫升。去渣温服，每日 1 次，连服 1～3 个月。本方清热解毒，利湿退黄，适用于黄疸、乙型肝炎湿热较重患者。也可用于胆囊炎、胆结石等症见右胁疼痛，脘腹胀满，时有恶心呕吐，小便短黄等。

 ## 调治急性肝炎

■ 陈皮大枣饮调治急性肝炎

◎ 陈皮 10 克，大枣 12 克。大枣去核，与陈皮一同加水煎取汁。本药饮具有健脾胃、补气血、化痰湿的功效，对急性肝炎有辅助治疗作用。

■ 茵陈夏枯草大枣汤

◎ 茵陈 60 克，夏枯草 20 克，大枣 10 克。将前两味药加水浸泡，将大枣剥开待药煮沸时放入，煎半小时后，去渣，滤出药汁 400 毫升左右。首次服 200 毫升，第 2、3 次各服 100 毫升，间隔 4 小时。

按：夏枯草可散郁结，清肝火，与茵陈配伍除可增强其效果外，还可缓解肝炎症状，促进肝细胞再生，降低转氨酶、纠正异常的蛋白代谢和抗纤维化，对急性和慢性肝炎均适用；大枣除调和药效外，因含丰富的维生素，还有增加体重、增强肌力和保肝的作用。

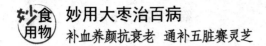
 ## 保肝降酶调治慢性肝炎

■ 验方 1

◎ 大枣、花生、冰糖各 30 克。先煮花生，使其熟透，再加大枣煎 2～3 沸，后入冰糖溶化。每日 1 剂，每晚睡前服。30 天为 1 个疗程。本方经临床验证，能辅助降低血清谷丙转氨酶水平，对于急、慢性肝炎，肝硬化患者的血清转氨酶升高的病人有良效。但对合并胆道感染、风湿活动合并心肌炎的病人，应再配合清热利胆或祛风湿的药物。

■ 验方 2

◎ 五味子 10 克，大枣 5 枚，冰糖 20 克。五味子洗净，去杂质；大枣洗净，去核；冰糖打碎。把五味子、冰糖、大枣同放入锅内，加入清水 250 毫升。把锅置大火上烧沸，再用小火炖煮 25 分钟即成。将其每日代茶饮。本方补养肝肾，益气生津，用于肝硬化转氨酶增高患者饮用。

■ 验方 3

◎ 大枣 20 枚，花生米 30 克，女贞子 20 克。水煎服，临睡前服。本方有柔肝养血、降低血清谷丙转氨酶功效。血清谷丙转氨酶轻度升高的肝炎患者可经常食用，也可作为慢性肝炎的辅助治疗。

■ 验方4

◎ 五味子60克，大枣150克，蜂蜜200克。将五味子、大枣洗净，放入锅内，加清水3000毫升，小火煮至500毫升，去药渣，放入瓷盆内加入蜂蜜，小火隔水炖1小时，冷却备用。每日3次，每次30毫升。

益肝补虚调治慢性肝炎

■ 茵陈大枣五味粥

◎ 大枣10枚，茵陈10克，五味子5克，粳米100克。大枣洗净，去核；茵陈洗净，用纱布包好，放入炖杯内，加水80毫升，煎煮25分钟，去茵陈，留汁液待用。五味子、粳米淘洗干净，去杂质。把粳米、茵陈药液、大枣、五味子同放锅内，加水500毫升。把锅置大火上烧沸，再用小火炖煮40分钟即成。每日1次，每次食粥100克。本方滋养肝肾，益气生津，肝硬化患者可以经常食用。

■ 四红益肝利湿汤

◎ 赤小豆60克，花生米连衣30克，大枣10枚，红糖2匙。大枣用温开水浸泡片刻，洗净；赤小豆、花生米洗净后放入锅内，加水3大碗，用小火慢炖1小时，再放入大枣与红糖，继续炖半小时，至食物酥烂离火。

每日 2 次，每次 1 碗，做早餐或点心吃。此方具有补血益肝，健脾利湿，清热消肿，行水解毒等作用，可辅助治疗迁延性肝炎、慢性肾炎。

■ 花生大枣炖鸡蛋

◎ 鸡蛋 2 枚，花生米 40 克，大枣 15 枚，黄糖 20 克。鸡蛋用慢火煮熟，剥去蛋壳。花生米、大枣用温水淘洗干净，大枣去核。将鸡蛋、花生米、大枣放进炖盅，倒进沸水 1 满碗，盖上炖盅，隔水炖之。先用中火炖 1.5 小时，放进黄糖后再炖 30 分钟即可。炖好后取出，温后服用。本方补血养肝，驻容益寿，适用于慢性肝炎体弱者食用。

■ 杞枣鸡蛋汤

◎ 枸杞子 30 克，大枣 10 枚，鸡蛋 2 枚。枸杞子洗净沥干，大枣洗净去核，一起放于砂锅中，加清水适量烧开后，加入鸡蛋煮熟，调味即可，分 2 次食用。本方补肝肾，健脾胃，滋阴润燥，养血除烦，适用于慢性肝炎、肝硬化属肝肾亏损、脾胃虚弱者。

■ 大枣鳖甲汤

◎ 鳖甲 25 克，大枣 25 克，白砂糖 10 克，醋 5 克。鳖甲拍碎，大枣洗净。鳖甲、大枣放入锅中，加水 500 毫升，放在小火上慢炖 1 小时；再加入白糖、醋稍炖即可。可用于肝硬化的调治。

■ 猪肝大枣枸杞汤

◎ 猪肝 50 克，大枣 10 克，枸杞子 6 克，盐 2 克。猪肝洗净，切片，大枣、枸杞子分别洗净；大枣、枸杞子、猪肝片一起放入锅内，加入适量清水煮熟，再加入调料即成。本方用于慢性肝炎，有良好的保肝作用。

缓解乙肝肝区疼痛

■ 黄芪大枣汤

◎ 黄芪 10 克，大枣 5 枚。取黄芪、大枣，先浸泡半小时，再浓煎，吃枣喝汤。每日 1 次，连用 1 个月。可以缓解乙肝患者肝区疼痛、乏力、腹胀等症状。

下篇

妙用大枣治百病

妙用大枣调治泄泻

泄泻是以排便次数增多，粪质稀溏或完谷不化，甚至泻出如水样便为主症的病证。本病主要见于消化器官功能性病变或器质性病变，如急、慢性肠炎，肠结核，过敏性结肠炎，慢性胰腺炎，肠易激综合征，肠道肿瘤，吸收不良综合征等。

 ## 调治脾胃虚寒型泻痢

■ 大枣红糖饮

◎ 大枣、红糖各 50 克，水煎，喝汤食枣，每日 1 剂，辅助治疗脾胃虚寒型泻痢有效。

调治脾胃寒湿

■ 益脾饼

◎ 大枣 300 克，蒸熟去核；生白术 120 克，生鸡内金、干姜各 60 克，共研为细末，和枣肉同捣为泥，做成小饼，木炭火烤熟。每次可服 15～30 克。

该饼色、香、味俱佳，空腹当做点心，餐后充当零食，细嚼慢咽，有滋有味，不仅病者爱食，小儿也喜欢。

按：本方源于《医学衷中参西录》，治脾胃湿寒，饮食减少，长期泄泻，完谷不化。方中用白术、干姜和鸡内金健脾温中、消食。重用大枣一是取其补脾益气作用，再则可缓和干姜、白术之温燥，并便于服食。综观全方，具有补脾温中、健胃消食的功用，用于脾胃寒湿，消化不良，饮食减少，腹泻或便溏。

健脾止泻

■ 大枣薏米山药粥

◎ 大枣 10 枚，薏苡仁 20 克，干姜 3 片，山药 30 克，糯米 30 克，红糖 15 克，共煮粥服食，治腹泻。

调治脾虚泄泻

■ 山药大枣粥

◎ 山药 30 克，大枣 10 枚，粳米 100 克，冰糖适量。山药切碎；将大枣浸泡去核，洗干净；将粳米、山药、大枣放入砂锅，加水适量，煮烂成粥，再加入冰糖，搅拌均匀即可。本粥可供早点或晚餐服食。本方补气血，健脾胃，抗衰老。适用于老年人脾虚便溏，胃虚食少，气血不足，营养不良，病后体虚，羸瘦衰弱。痰湿较重的肥胖中老年人忌食。

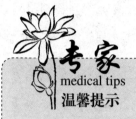

专家
medical tips
温馨提示

起居有常，调畅情志，保持乐观情绪，谨防风寒湿邪侵袭。饮食宜以清淡、富含营养、易消化食物为主，适当服食山药、莲子、山楂、白扁豆、芡实等助消化食物。避免进食生冷不洁及忌食难消化或清肠润滑食物。

妙用大枣调治神经衰弱

　　神经衰弱是指人们精神活动长期过度紧张，导致人的大脑兴奋和抑制功能失调，属于神经官能症的一种类型。中医学认为其属于惊悸、不寐、健忘、虚损等范畴。神经衰弱者最好使用药膳与自身调节相互配合的调理，尽可能不要依赖药物。

调治虚劳烦闷不得眠

■ 大枣葱白汤

◎ 大枣20枚，葱白7根。将大枣洗净浸泡后剔去枣核；葱白洗净；锅中放入适量清水，加入大枣，大火烧沸，改小火煮约20分钟，再加入葱白煮约10分钟后去除葱白即成。于睡前吃枣喝汤。本方补气血，安心神，适用于心气虚导致的失眠多梦、心悸烦躁、头晕乏力、记忆力减退、更年期综合征等。

　　按：本方出自《千金方》，治虚劳烦闷不得眠。葱白为百合科植物葱的近根部的鳞茎，又名葱白头。辛温发散，宣通上下阳气。本方用葱白还有一层含义，大枣质润，滋腻，加葱白辛散，既可使大枣发挥其补益作用，又不助湿生热、令人中满。

养血安神

◎ 大枣 20 枚，桂圆肉 20 克，莲子 50 克，粳米 50 克，白糖少许。将大枣去核、桂圆肉切碎及莲子洗净后加水适量，用旺火烧沸，用小火煮烂熟后加白糖调味，早、晚食用。本方有健脾养血、益心安神的功效，适用于神经衰弱伴有失眠多梦、心悸健忘、疲倦无力、精神萎靡者。此外，用大枣 20 克，桂圆干 20 个，蜂蜜少许，放锅内添水 2 杯，小火熬，当茶饮，可使人睡得香甜。

调治失眠

■ 花生桂圆大枣膏

◎ 花生米（生）60 克，大枣 100 克，桂圆肉 15 克。将花生米、桂圆肉、大枣洗净；将全部用料共捣为泥，蒸熟即可。本方健脾养心、益气养血，适用于神经衰弱属心脾两虚者，症见面色萎黄、心悸怔忡、健忘失眠、食少体倦、容易疲劳，或妇女月经不调等。神经衰弱有痰湿者不宜用本品。

调治失眠多梦

■ **大枣莲子鸡汤**

◎ 枸杞子 30 克，大枣 12 枚，干莲子 60 克，鸡肉 210 克，盐少许，水 800 毫升。枸杞子、大枣洗净，鸡肉洗净、切块，莲子洗净备用。把材料放入水中，以大火煮滚后捞去浮沫，改小火焖煮至食材软烂，加盐调味。可在睡前 1 小时喝 1 碗。莲子养心益肾，又可安神，对失眠多梦有治疗效果。鸡肉则含色氨酸，有利于睡眠。

 调治神经衰弱

■ **大枣枸杞鸡蛋汤**

◎ 大枣 10 枚，枸杞子 20 克，鸡蛋 2 枚（煮熟去壳）同煮，小火煮沸半小时，吃蛋喝汤。每日 1 次或隔日 1 次，连服 3 次。本方能宁志安神，宜于肝肾虚型神经衰弱患者服用。本品还可辅助治疗心悸、头晕眼花、腰酸夜尿、视力不佳等。

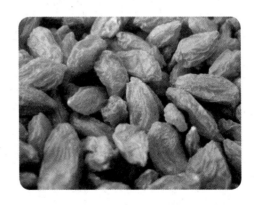

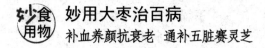
解郁安神

■ 甘麦大枣汤

◎ 大枣 15 枚，小麦 30 克，甘草 10 克。大枣去核，与其他药物一同放入砂锅中，加适量水，大火煮沸后继用小火煮 15 分钟，滤过煎汁，吃枣饮汤，每日 1 剂，早、晚分服。连服 10 日为 1 个疗程。也可加入适量蜂蜜饮用。此方具有养心安神，和中缓急之功，可辅助治疗精神恍惚、心烦、睡眠不宁、失眠与癔症等。现代研究发现，此汤对有睡眠不佳的亚健康者，尤其是更年期综合征者效果明显。长期服用对贫血、血小板减少性紫癜、妇女更年期出汗、心神不定、情绪不易控制等症状均有调补作用。

按：小麦性味甘凉，养肝补心，除烦安神；甘草甘平，补养心气，和中缓急；大枣甘温质润，益气和中，润燥缓急。

滋阴除烦

■ 大枣猪皮蹄筋汤

◎ 猪肉皮 100 克，猪蹄筋 30 克，大枣 50 克，盐 3 克，味精 1 克。将猪皮刮去皮下脂肪，洗净，切片；猪蹄筋用清水浸软，洗净，切小段；大枣洗净。把全部用料一起放入锅内，加清水适量，大火煮沸后小火煮 1

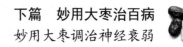

小时，调味即可。本方滋阴润燥、利咽除烦，适用于神经衰弱属阴液不足者，症见咽喉干痛或咽喉不适，心烦胸满，肢体乏力，或渴饮，或失眠。

 ## 益气安神

■ 桂圆姜枣煲瘦肉

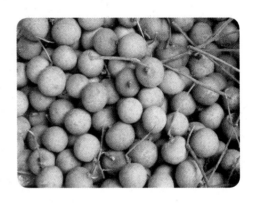

◎ 桂圆肉 10 克，生姜 3 片，大枣 15 枚，猪瘦肉 300 克。桂圆肉、大枣洗净，大枣去核；猪瘦肉洗净，切块。一起放进瓦煲内，加入清水 2500 毫升（约 10 碗量），大火煲沸后，改为小火煲约 2 小时，调入适量食盐便可。此量可供 3 ～ 4 人用。本方有补血益气、养血安神的功效。

 ## 养心安神

■ 大枣枣仁粥

◎ 粳米 100 克，酸枣仁 15 克，大枣 12 克。将酸枣仁炒熟；枣仁放入锅内，再加入大枣及适量清水煎熬，取其药液备用；将粳米淘洗干净后放入锅内，倒入药液煎煮至米熟烂即可。本方养心安神，治失眠。

安神除烦

■ 百合二仁大枣蜜

◎ 百合（干）50克，柏子仁10克，酸枣仁20克，大枣15克，蜂蜜30克。取百合、柏子仁、酸枣仁放入砂锅加水煎2次，去渣，合为一大碗；加大枣和水200毫升，小火煎30分钟；离火，加蜂蜜搅匀即成。本方养心安神，润肺健脾，对失眠伴有心烦、汗出、心悸、健忘者疗效佳。

按：百合能养阴润肺、清心安神；柏子仁能养心安神、润肠通便；酸枣仁能养心安神、柔肝敛汗；大枣、蜂蜜有健脾安神的作用。5种原料配伍使用，具有润肺、养心、柔肝、健脾的功效，可达安神催眠的效果。

助眠益寿

■ 黄花合欢大枣汤

◎ 黄花菜30克，合欢花10克，大枣10枚，蜂蜜适量。将黄花菜洗净，与合欢花共入锅内，水煎去渣取汁，再与大枣共炖熟，调入蜂蜜即成。每日1～2次，连服7～10天。本方除烦解郁安神，还适用于肝气不疏引起的惊悸、失眠。

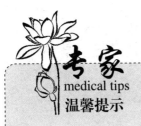

专家
medical tips
温馨提示

消除各种思想负担，避免各种精神刺激。

睡眠环境宜舒适、安静。室内光线柔和，冷暖适宜。养成良好的生活习惯和正常的睡眠习惯，作息有序，起居有节。睡前忌服兴奋性饮料（如酒、浓茶、咖啡等）。

妙用大枣健脑益智

记忆力减退是中老年人的常见症状之一，也常见于脑力劳动者，中医学认为多由肝肾亏虚，髓海不足导致。

 ## 补脑安神

■ 核桃姜汁大枣粥

◎ 糯米150克，核桃仁50克，大枣30克，姜25克，红糖20克。糯米淘洗干净，用冷水浸泡3小时，捞出，沥干水分；大枣洗净，去核；核桃仁洗净，切碎；鲜姜去皮，磨成姜汁备用；糯米放入锅中，加入约1500毫升冷水，烧沸；锅内加入大枣、核桃仁和姜汁，煮约半小时至软烂；再加入红糖拌匀，继续煮15分钟即可食用。本方补脑安神。

 ## 调治用脑过度

■ 大枣洋参膏

◎ 大枣肉200克，桂圆肉200克，核桃仁100克，西洋参薄片20克，蜂蜜 100 克。将大枣、桂圆肉、核桃仁、西洋参等洗净，加水适量，用小火熬煮至烂熟，捣烂加入蜂蜜再用小火煮沸后，冷却装瓶。每日早、晚各服 2 汤匙。本方有益气养血、健脾养心的功效，适用于脑力劳动者用脑过度，伴有心悸失眠、多梦健忘、食欲缺乏、脘腹胀满等症状者。

 ## 调治神疲乏力

■ 绞股蓝大枣汤

◎ 绞股蓝 10 克，大枣 5 枚，洗净，同放锅内，加水适量，小火煮至枣熟。每日 1 剂，吃大枣，喝汤。本方健脑益智，镇静安神，适用于神疲乏力，食欲缺乏，失眠健忘，夜尿频多者服用。阴虚火旺而见烦躁易怒，口干咽痛者慎用。

按：绞股蓝为葫芦科植物绞股蓝的全草，是近年发掘出来的一种有效补益药物。其功能为健脑益智，镇静安神，益肾摄精，对神疲胫软，眩晕失眠，记忆力减退，食欲减退，小便频多诸证，有一定的治疗作用。绞股蓝与甘润温和、补脾胃、益气血的大枣配合，能发挥很好的健脑补益作用。

 ## 健脑益智

■ 黑豆枣杞汤

◎ 黑豆 60 克，大枣 12 枚，枸杞子 10 克。将上 3 味同置砂锅内，加水适量，小火煎煮，至黑豆酥烂即可。每日1剂，吃黑豆、大枣及枸杞子，喝汤，分2次服用。本方具有滋养肝肾、补益心脾之功效，适用于记忆力减退兼见视力下降、神疲乏力、腰膝酸软、头晕眼花、心悸、面色㿠白者服用。湿热内盛者慎用。

 ## 增强智力

■ 大枣生姜炖鱼头

◎ 大枣20枚，生姜2片，鱼头1个，精盐少许。将鱼头去鳃剖开，用清水冲洗干净，去掉血污；大枣和生姜洗干净，大枣去核，将生姜刮去姜皮，切成2片；将以上原料全部放入炖盅内，加适量开水，盖上炖盅盖，放入锅内，隔水炖4小时左右，加入少许精盐调味即可饮用。此汤有祛风活血、增强智力、减少头痛头晕的功效，适用于记忆力减退、智力弱、头晕、头痛、精神不振人群。

 ## 补脑除烦

■ 小麦大枣猪脑汤

◎ 猪脑1个，大枣10枚，小麦30克，白砂糖20克，黄酒5毫升。小麦洗净，沥干；大枣用温水浸泡片刻，洗净；猪脑挑去血筋，洗净；将小麦倒入不锈钢锅内，加冷水2碗半，小火先煮半小时；再入猪脑、大枣，待沸后，加白糖、黄酒；继续慢炖半小时至1小时，离火。本方补脑除烦，养心和血，适用于心悸烦躁、头晕目眩、失眠、多汗等症。

补脑抗衰

■ 大枣核桃粥

◎ 大枣 100 克，核桃仁 60 克，粳米 50 克，冰糖 100 克。核桃仁捣碎，大枣去核。将大枣、粳米分别用清水浸泡，清洗干净，放无油渍锅中，加入核桃仁、500 毫升水，旺火烧开后，用小火煮约 1 小时，至成粥放入冰糖溶化即可。如果再放入适量桂圆肉，滋补效果更好。此粥具有温阳补肾，健脾益气，润肠通便的作用，适用于脾肾两虚型记忆力减退患者食用，为补脑抗衰首选粥品之一。

调治神经衰弱

■ 乳鸽大枣饭

◎ 乳鸽 1 只，大枣 6 枚，冬菇 3 朵，生姜 2 片，黄酒、白糖、蚝油、植物油各适量，粳米 300 克。将鸽肉洗净斩块，加辅料调汁腌渍；大枣洗净去核，冬菇泡软切丝，同放入鸽肉碗中，拌匀；粳米淘洗干净常法做饭，待米饭水将干时，将鸽肉、大枣、冬菇铺于饭上，盖严小火焖熟即可。每日 1 次，分 2 次食完。本方补益肝肾，健体益神，预防神经衰弱，适于肝肾亏损、记忆力减退者；健康人常食可调治神经衰弱。

下 篇

妙用大枣
治 百 病

妙用大枣调治抑郁

在各种压力日益加重的今天，如果不能很好地进行自我调适，男女老少都可能会出现抑郁症。表现为注意力不集中，精神恍惚，健忘疲惫，呵气连天；或失眠多梦，动不动就心烦易怒，焦虑不安；或常常情绪低落，不由自主地想哭。而这些表现，从中医的角度分析，应诊断为"脏躁"。中医古籍中对"脏躁"的描述是"喜悲伤欲哭，像如神灵所作，数欠伸"。中医学认为，抑郁症是由于情志不舒、气机郁滞所引起的一种病症，其临床主要表现为心情抑郁、情绪不稳、神情恍惚、多虑善感、心中烦乱、悲喜无常、易怒易哭、肋胁胀痛、夜眠不安、不能自主。引起抑郁的主要原因为内伤七情（喜、怒、忧、思、悲、恐、惊），欲求不遂，导致肝失疏泄，脾失健运，心神失养，脏腑阴阳气血失调，气机梗阻。

 ## 安神除烦

■ 甘麦大枣汤

◎ 大枣 10 枚，甘草 10 克，小麦 30 克。先将小麦洗净，漂去浮沫，然后用清水约 800 毫升煮上述三味药，用小火慢慢熬，煮沸后煎至 400 毫升左右，共煎煮 2 次，合并煎液。去渣，分 2～3 次饮汤，最后吃掉大枣即可。每日 1 剂。

　　按：本方源于《金匮要略》。以大枣补血润燥，小麦养心阴而安心神，甘草和中。三物合用，甘润滋养，温凉并备，清补兼施，润燥缓急。本汤能使脑神经的异常兴奋得到抑制，让精神神经系统的过敏状态恢复正常，并可降低大脑的兴奋性，使人易于进入睡眠状态。凡心气不足，阴虚血少，肝气郁滞所致的失眠盗汗，精神恍惚，烦躁不安，悲伤欲哭者皆可食用本品。短期内即可有明显疗效。临床上多加入酸枣仁、百合等品。夜间盗汗严重时，可用浮小麦代替小麦，益气除热之余还可敛汗、止汗。注意舌苔厚腻，体内有痰者不宜服。脘腹胀满属实证者忌用。

■ 甘麦大枣粥

◎ 小麦 50 克，大枣 10 克，甘草 15 克。先煎甘草去渣取汁，后入小麦及大枣煮为粥。每日 2 次，空腹食。本方益气宁心安神，适用于妇女脏躁，症见精神恍惚，时常悲伤欲哭，不能自持或失眠盗汗，舌红少苔，脉细而数。

■ 甘麦大枣茶

◎ 甘草 6 克，小麦 30 克，大枣 10 枚。甘草和小麦二味研成粗末，每日用药粉加大枣（去核），放入保温杯中，冲入沸水，盖闷 10～15 分钟后不拘时饮用。最后可将大枣嚼服。如治失眠，可在临睡前 1 小时饮用。

■ 小麦大枣桂圆粥

◎ 小麦 100 克，糯米 100 克，大枣 10 枚，桂圆肉 20 克，白糖适量。把小麦淘洗干净，加热水浸发，倒入锅里，煮熟，取汁水，加入糯米、去核的大枣和切碎的桂圆肉，用旺火烧沸，用小火煮成粥，加白糖。每天早、晚分食。本方清热除烦、利尿止渴，对癔症、失眠症有调养作用。

安神解郁

■ 枣麦粥

◎ 酸枣仁 30 克，小麦 30～60 克，粳米 100 克，大枣 6 枚。将酸枣仁、小麦、大枣洗净，加水煮 15 分钟，取汁。去渣，加入粳米同煮成粥。每日 2～3 次，温热食。本方养心安神，适用于妇女脏躁，神志不宁，精神恍惚，多呵欠，喜悲伤欲哭，以及心悸、失眠、自汗者。

清心除烦

■ 百合大枣粥

◎ 糯米 300 克，百合 9 克，大枣 10 枚，白糖适量。先将百合用水泡洗，去除一部分苦味；糯米淘净，和百合、大枣用小火慢熬成粥，加白糖适量即成。本粥对自主神经功能紊乱、更年期综合征、失眠有清虚火、安心神的调养作用。

 ## 解郁除烦

■ 金针菜大枣鸡汤

◎ 干金针菜（黄花菜）30 克，大枣 6 枚，鲜香菇 5 ～ 6 朵，鸡腿 1 只，姜片 10 克，盐少许。鸡腿剔去骨头，切成块，放入沸水中焯一下，捞起沥干水。干金针菜用清水泡发，挤干水待用；香菇洗净去蒂，切成两半；大枣洗净去核。瓦煲内注入 500 毫升的清水，放入鸡腿、金针菜、香菇、大枣和姜片大火煮沸，改小火炖煮 30 分钟，加少许盐调味即可。每天 1 次，疗程 1 个月。常饮此汤可助心境平和、身心愉快。

按：金针菜性平、味甘，疏肝解郁，是烦躁者的安神食疗，经常用金针菜料理，可以辅助调理忧愁及闷闷不乐的情绪，恢复愉悦的心情。常饮此汤可助人心境平和、滋补身体。

下 篇

妙用大枣
治 百 病

妙用大枣调治心悸

　　心悸俗称心慌，是指病人自觉心中跳动不安，甚则不能自主的一种病证，常伴胸闷、气短、失眠、健忘、眩晕、耳鸣等症。病情较轻者称为惊悸，病情较重者称为怔忡，可呈持续性。现代医学诊断的各种心律失常（如心动过速、心动过缓、期前收缩、心房颤动、心室颤动、心房扑动、心室扑动、房室传导阻滞、预激综合征、病态窦房结综合征），心功能不全，心肌炎，心神经官能症等出现心悸症状者皆可参考本篇治疗。

 ## 大枣配动物心食疗方

■ 大枣羊心汤治血虚心悸

◎ 用大枣 10～15 枚，羊心（洗净切块儿）1 只，盐 2 克。羊心洗净放入砂锅中，加入适量水、大枣，用小火炖，羊心熟烂时加盐调味即可。本方补心宁神，理气养血，用于治疗血虚心悸，思虑过度，烦躁不安。

■ 猪心大枣汤补心安神

◎ 猪心 500 克，大枣 20 克，盐 8 克，料酒 15 毫升。把猪心去除附着物，洗净，切片；大枣洗净，去核。大枣、盐、料酒一同放在锅内加水适量，大火烧沸后；转用小火炖煮半小时即成。此汤味鲜美，营养丰富。

 ## 大枣配动物肉食疗方

■ 桂圆大枣煲鸭治心血不足

◎ 桂圆肉30克，大枣10枚，陈皮6克，鸭1只。将鸭宰杀后去毛及内脏，洗净，切块，与桂圆肉、大枣、陈皮共入锅，用大火煮沸后改用小火煲至鸭肉熟透，调味即可。食肉饮汤，分次食完。本方健脾补血，补心安神，滋阴清热，适用于心血不足引起的心悸、失眠者。

■ 大枣养心煲养血安神

◎ 大枣5枚，桂圆10个，山药15克，猪瘦肉100克，一同煲汤食用。本方具有养血、安神的作用，适于心悸、失眠、健忘者食用。

■ 牛（羊）肝大枣汤治心悸乏力

◎ 牛肝或羊肝250克，大枣15枚。将牛肝或羊肝切片与大枣共煮服用。此方补心气，养阴血，主治心悸乏力。

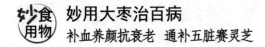

大枣配桂圆莲子食疗方

■ 验方 1

◎ 桂圆 250 克，大枣 150 克，白糖适量。将桂圆去壳去核，冲洗干净；大枣洗净去核；取锅上火，放入桂圆肉和大枣，加入适量清水，煮至熟烂，放入白糖搅匀，出锅放入碗内即成。本汤甘甜软嫩，食之可口，能补益心脾，养血安神，适用于心血不足、惊悸怔忡、失眠健忘、妇女脏躁、脾虚泄泻、体虚泄泻、体虚水肿、血虚萎黄、虚弱劳损及贫血、神经衰弱者食用。本方为补益强壮养生佳品，保健者宜常食。内有痰火及积滞停饮者不宜食用。

■ 验方 2

◎ 大枣 25 克，莲子 30 克，桂圆肉 30 克，冰糖 20 克。将莲子用水泡发，去皮去心；大枣去核。大枣、莲子、桂圆肉一起放入砂锅里，加适量清水，煎煮至莲子熟烂，加入冰糖调味即可。此方具有补血安神之功效，适用于心悸怔忡、脾虚食少、四肢无力、失眠多梦等症，并对阳痿、遗精、早泄等症也有调养作用。

■ 验方 3

◎ 糯米 250 克，大枣 10 枚，莲子 30 克，桂圆肉 15 克。将淘洗干净的糯米、大枣、莲子一同入锅加水适量，先用旺火烧开，再转用小火煮熟，待煮至浓稠时加入桂圆肉和适量冰糖，再稍煮一会儿即可食用。此方具有生津润燥、安神养血之功效，适用于心悸不安、食欲缺乏、四肢无力、失眠多梦等症。

大枣配黑豆桂圆食疗方

■ 桂圆黑豆大枣汤治血虚心悸

◎ 桂圆肉 15 克，大枣 15 克，黑豆 50 克，加清水 3 碗同煮，煎至 2 碗，早、晚分服。本汤调治血虚心悸，阴虚盗汗，肾虚腰酸，须发早白，脾虚肿胀等。

■ 桂圆黑豆大枣治心肌炎心悸

◎ 桂圆肉、大枣各 15 克，黑豆 30 克，粳米 50 克，白糖、桂花糖各适量。先将黑豆用水浸泡至发涨，大枣去核，粳米淘洗干净；黑豆放入锅中，加水适量，置炉火中用大火烧沸，再改用小火慢慢熬煮，至八成熟时，加入粳米及大枣，继续熬煮至豆烂熟时，再加入桂圆肉，稍煮片刻，停火后焖 5 分钟左右粥成，然后加入白糖、桂花糖，调匀即可。每日服 2 次，每次 1 碗。可当做早、晚餐或午后点心食用。

另外，也可用黑豆、大枣各 50 克，桂圆肉 20 克，加水适量煎食，连用 5 ～ 7 天。该品具有补心滋阴、健脾补肾，对心肌炎属心脾肾气虚者有调养作用。

按：桂圆肉有补心气、养阴血的功用；黑豆能补肾阴、利水、养血祛风；大枣有健脾益胃作用。三物煮粥，补益功效显著。

姜枣桂圆蜜膏

◎ 桂圆肉 250 克，大枣 250 克，蜂蜜 250 克，姜汁 30 克。先将桂圆肉、大枣洗净，放入锅内，加水适量，煎煮至熟烂；加入姜汁、蜂蜜，小火煮沸，调匀；待冷后，装瓶即可。每日 2 次，每次取 1 汤匙，开水化开，饭前食用。此方开胃健脾，益智养心。

按：桂圆肉、大枣均有补益心脾、益智宁心之功效；蜂蜜有增强脑力、改善心肌功能作用。三物相合，能益心脾、增智力，治心悸健忘、思虑过度等。

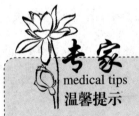

专家 medical tips 温馨提示

心悸病人的日常生活应注意调情志，经常保持心情愉快，精神乐观，避免精神刺激。

饮食宜营养丰富而易消化，低脂、低盐饮食。忌过饥过饱、辛辣炙、肥甘厚味之品。

妙用大枣调治冠心病、高血脂

 ## 调治冠心病

冠心病是指以胸部闷痛，甚则胸痛彻背，喘息不得卧为主症的一种疾病，轻者仅感胸闷如窒，呼吸欠畅；重者则有胸痛，严重者心痛彻背，背痛彻心。冠心病属中医学胸痹范畴。本病男性多于女性，多发于40岁以上，与遗传、高血脂、高血压、高血糖、A型性格行为以及长期从事脑力劳动、肥胖、缺少运动等因素有关。

■ 大枣参麦饮

◎ 大枣10克，西洋参6克，丹参10克，麦冬10克。洗净原料，加清水适量，煮汁，然后加入冰糖5克。本方适用于冠心病气阴两虚型患者。

■ 首乌丹参煲

◎ 何首乌40克，猪腿肉240克，丹参20克，大枣100克，盐4克。何首乌、丹参、大枣、猪腿肉分别洗净；大枣去核；加适量水，猛火煲至水滚，放入全部材料，改用中火继续煲2小时；加入细盐调味即可饮用。此汤滋补气血、养心安神、活血祛瘀、乌须黑发，对于心悸气促、心绞痛、皮肤出现瘀斑或瘀点、须发早白、血虚头晕眼花、面色苍白等症状有调养作用。

■ 参枣炖蘑菇

◎ 蘑菇（干）50克，丹参30克，人参3克，大枣12克。将蘑菇用温水浸泡后洗净，人参研末；将蘑菇置入砂锅内，加入人参末、丹参、大枣、水，煮40分钟即成。吃蘑菇，喝汤，可加少许白糖或冰糖调味。每日1次，7日为1个疗程。本方补益心气，活血化瘀，适用于气虚血瘀型冠心病。

调血脂

高脂血症是由于脂肪代谢或转运异常导致血浆胆固醇、三酰甘油等脂质含量高于正常。高脂血症的主要危害是导致动脉粥样硬化，进而导致众多的相关疾病，其中最常见的就是冠心病。此外，高脂血症也是促发高血压、糖耐量异常、糖尿病的一个重要危险因素。高脂血症还可导致脂肪肝、肝硬化、胆石症、胰腺炎、眼底出血、失明、周围血管疾病、跛行、高尿酸血症等。

■ 三红酒

◎ 生山楂300克，大枣、红糖各30克，米酒1000毫升。将山楂、大枣、红糖浸入米酒中，密封贮存半个月，每日摇晃1次。每次饮30～50毫升，

每日饮 1～2 次。此酒破气行瘀，养血活血，适用于高血脂、动脉硬化的
患者。

■ 无花果大枣山楂茶

◎ 大枣 50 克，山楂 50 克，无花果 30 克，姜 3 克。将大枣、无花果、
山楂、生姜加水 3 碗共煲，慢火煲约半小时，煲至 1 碗汤便成。此茶能清
血除脂，活血化瘀，保护心血管。

■ 红薯大枣粥

◎ 粳米 150 克，大枣 20 枚，红薯 100 克，莲子 50 克，花生 50 克。
将红薯去皮切成菱形块，粳米、莲子、大枣、花生洗干净，一起放入锅内，
小火熬煮 30 分钟煮成粥。此粥味美香醇，能降低胆固醇，并有健美益寿
之功效。

■ 三七红枣鲫鱼汤

◎ 三七 15 克，去核红枣 15 枚，去内脏鲜鲫鱼一条（约 150 克），陈
皮 5 克，加清水 2 碗煲 2 小时，加食盐少许调味佐餐。方中三七为活血化
瘀药，能扩张心脏冠状动脉，增加其血流量，降低血中胆固醇；红枣、鲫
鱼营养丰富，又能养心活血。所以，冠心病患者可常服三七红枣鲫鱼汤。

下 篇

妙用大枣
治 百 病

妙用大枣调治高血压

　　高血压是指以动脉血压升高为主的临床综合征。成年人的正常血压应在 140/90 毫米汞柱以下，收缩压和舒张压中任何一项超过正常范围即可诊断为高血压。本病多发于中年以上人群，尤其是脑力劳动者，早期常无明显症状，随着病情进展，可出现头痛头晕、颈部发硬、记忆力减退、心悸失眠等，尤以头痛较常见。

　　高血压饮食宜高钾低钠，而大枣是比较难得的高钾低钠食品，对降低高血压，预防胸卒中，维护心肾功能都有益处。

 ## 简便验方降血压

■ 验方 1

◎ 大枣 20 枚，向日葵花盘 1 个，水煎服。本方可辅助治疗高血压、头痛。

■ 验方 2

◎ 鲜芹菜 60 克，大枣 30 克，蜂蜜 1 汤匙。煎汤代茶饮。本方有健脾养心，降血压降血脂的功效，可用于高血压、高血脂及冠心病患者的辅

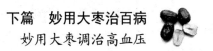

助治疗。

按：芹菜含有多种维生素，其中维生素P可降低毛细血管的通透性，增加血管弹性，具有降血压、预防动脉硬化和毛细血管破裂等功能，是高血压和高血脂人群的保健佳品。

■ 验方3

◎ 大枣10枚，洋葱30克，芹菜根20克，糯米适量，煮粥食用，用于高血压的辅助治疗。

■ 验方4

◎ 绿豆100克，甘草5克，大枣15枚。把甘草、大枣放入温开水中浸泡，甘草切碎，大枣去核；把绿豆淘净，放锅中，加水煮烂，放入甘草、大枣，用小火煮30分钟。每天早、晚分食。本方滋阴补虚、利水降血压，对高血压病、动脉硬化症、冠心病、慢性肾炎有调养作用。

■ 验方5

◎ 白果仁3～6克，大枣10枚。将白果仁炒熟研粉，大枣加水煎为汤，再将白果粉调入大枣汤内即成。吃枣，饮汤。本方适用于高血压眩晕的辅助治疗。

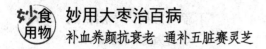

 养心降血压

■ 银杏大枣绿豆汤

◎ 鲜银杏叶 30 克（干品 10 克），大枣 20 克，绿豆 60 克，白糖适量。将银杏叶洗净切碎后放入砂锅，加水 100 毫升用小火煮沸，20 分钟后去渣取汁，再将浸泡片刻的大枣和绿豆一起倒入砂锅内，加白糖，煮至绿豆酥烂为止。有养心气、补心血、降血压、降血脂、消暑解毒的功效，适用于高血压和冠心病患者服用。

 治高血压

■ 山楂大枣红斑鱼

◎ 山楂 15 克，大枣 12 枚，红斑鱼 1 尾（约 1000 克），绍酒 10 毫升，姜 5 克，葱 10 克，盐 5 克，酱油 10 毫升，鸡汤 300 毫升。将山楂洗净、切片；大枣洗净、去核；红斑鱼去鳞、鳃及内脏；姜切片、葱切段。把红斑鱼放在蒸盆内，抹上酱油、绍酒、盐，放上姜、葱，并加入鸡汤，在鱼身上放大枣及山楂。将蒸盆置蒸笼内大火蒸 30 分钟即成。每日 1 次，每次食红斑鱼 50 克，吃山楂、大枣。本方补气血，化湿浊，降血压，适用于高血压气虚湿阻型患者食用。

潜阳降血压

大枣菊花烧龟肉

◎ 大枣 10 枚，鲜菊花 30 克，龟 1 只（约 200 克），姜 5 克，葱 10 克，盐 5 克，鸡汤 300 毫升，素油 50 毫升。把大枣、菊花洗净；龟宰杀后去头、尾、爪及内脏，切成 4 大块，留下龟甲；姜切片，葱切段。把炒勺放在大火上，加入素油，烧至六成热时，加入姜、葱爆香，下入龟肉炒 2 分钟，加入鸡汤、盐、鲜菊花、大枣，烧至浓稠肉熟即成。每周 1 次，佐餐食用。本方滋阴补血，平肝明目，降血压，适用于高血压肝肾阴虚型患者食用。

降血压降血脂

大枣炖甲鱼

◎ 大枣、山楂各 20 克，甲鱼 1 只（500 克左右），玉米须 50 克。将玉米须洗净，用纱布包好；山楂、大枣去核；将甲鱼宰杀后去头、尾、内脏。把甲鱼放入炖锅内，加玉米须包、山楂、大枣、姜、料酒，加水 1500～2000 毫升，置大火上烧沸，再用小火炖 35 分钟，加调料、盐等，即可食用。本方养阴补血、降血压、降血脂，适用于高血压病及高血脂患者食用。

下 篇

妙用大枣
治 百 病

妙用大枣调治低血压

低血压是指成年人血压低于 90/60 毫米汞柱。起病隐匿，主要症状为直立时出现头重脚轻、眩晕、视物模糊和全身无力等。

治气虚型低血压

■ 大枣母鸡汤

◎ 大枣 20 枚，母鸡 1 只，将鸡切成块，大火煸炒，加作料，煮八成熟时加入大枣焖熟，分次食之。

补气养血升血压

■ 归芪枣蛋汤

◎ 当归、黄芪、大枣各 50 克，鸡蛋 4 枚，同煮熟，吃蛋喝汤，每日早、晚各 1 次，空腹吃。

补气健脾升血压

■ 参枣莲药粥

◎ 太子参 30 克，山药 25 克，薏苡仁 20 克，莲子 15 克，大枣 10 枚，糯米 50 克。将糯米淘净，同药一起入锅，加水适量，用小火煮。米烂熟后，将药粥 1 顿吃完，早、晚各 1 次，15 天为 1 个疗程，大多数人 1 个疗程即可见效。

补血升血压

■ 参枣二地汤

◎ 大枣 20 克，沙参 15 克，生、熟地黄各 10 克，加水适量用炖盅隔水蒸 3 小时后，加蜂蜜适量，每日分 2 次吃完，连服 15 天。

健脾升血压

■ 大枣薏参粥

◎ 大枣 20 枚，薏苡仁 30 克，太子参 15 克，山药 30 克，莲子 10 克，粳米 50 克。将以上诸药洗净，与粳米同煮为粥，早、晚食用。本粥补中益气、健脾升压。

下 篇

妙用大枣
治 百 病

妙用大枣调治贫血

贫血在中医学归属于血虚范畴，主要表现为面色苍白，唇色、爪甲淡白无华，头晕目眩，肢体麻木，筋脉拘挛，心悸怔忡，失眠多梦，皮肤干燥，头发枯焦，以及大便燥结、小便不利等。治血虚必须先健运脾胃，脾胃强健则生化之源不绝。又因"气为血帅，血为气母"，血虚均伴不同程度的气虚症状，故在补血时不宜单用养血药，而应适当配伍补气药，以达到益气生血之效。再者，血为阴液，易生滋腻，瘀阻血脉，而致新血不生，故在补血同时应配伍活血生血之品。

 ## 调治贫血小验方

■ 验方1

◎ 花生米100克，大枣50克，红糖15克。花生米用温水泡半小时，去皮；大枣洗净后温水泡发，与花生米皮同放炖锅内，倒入泡花生米水，加清水适量，小火煎半小时，捞出花生衣，加适量红糖即成。每日3次，饮汤吃枣。本方养血补血。适用于产后、病后血虚，营养不良性贫血，恶性贫血，血小板减少性紫癜，癌症经放射治疗、化疗后血象异常等症。

■ 验方 2

◎ 大枣 15 枚，花生米 100 克，糯米 400 克，红糖 10 克。锅内加水，放入花生米煮烂，然后倒入淘洗干净的糯米和适量的水，烧沸后加入大枣，再改用小火煮至米烂成粥，加入红糖调匀，出锅即成。可每日早、晚服用。本粥养血补脾，适用于贫血、血小板减少性紫癜患者食用。

■ 验方 3

◎ 花生米 25 克，桂圆肉 10 克，大枣 15 枚。花生米、桂圆肉、大枣洗净，同放入砂锅，加水，用小火煮烂。早、晚分食。本方健脾养心、补气益血，对贫血、失眠、血小板减少性紫癜、各种出血有调养作用。

■ 验方 4

◎ 大枣 50 克，红豆 50 克，粳米 100 克，花生衣 10 克。共同熬粥，连汤共食之。本粥补脾和胃，益气生津养血，适用于一般性贫血或缺铁性贫血。

■ 三红汤

◎ 大枣 7 枚，红豆 50 克，花生红衣适量。三味共同熬汤，连汤共食之，可治一般性贫血或缺铁性贫血。

按：大枣补脾益气，能使气血生化充足，改善血虚萎黄症状。花生衣能抑制纤维蛋白的溶解，增加血小板的含量和改善血小板的质量，同时还能促进骨髓造血功能，所以，花生衣既治出血又对出血引起的贫血有效。红豆（即赤小豆），有利尿、消肿、健脾作用。研究发现，红豆含多种维生素和微量元素，尤其是含铁质、维生素 B_{12}，有补血和促进血液循环功能。以上三味合用，能增强补血作用。

■ 验方 5

◎ 绿豆 25 克，大枣 20 枚，红糖 25 克。将绿豆洗净加适量清水煮沸 10 分钟后加入洗净的大枣，共煮至绿豆开花，加入红糖。每日 1 次，15 天为 1 个疗程。此方养血补脾。

■ 验方 6

◎ 大枣 20 克，桂圆 15 克，红糖 30 克。将大枣洗净去核，桂圆去皮去核，再将大枣、桂圆肉同放入锅内，加入清水 500 毫升置大火烧沸后，用小火炖煮 35 分钟，加入红糖搅匀即可食用。本方补气血、益脾胃，适用于贫血、神经衰弱、脾胃虚弱等症。

■ 验方 7

◎ 大枣（去核）15 枚，鸡蛋 2 枚，当归 30 克，红糖 15 克。鸡蛋煲熟去壳，大枣去核，将材料放入煲内，水沸后转慢火煲 30 分钟即可。本方能健脾补血、清血热及散血瘀。

■ 验方 8

◎ 大枣 30 克，黄芪 30 克，当归 10 克，同煎服用。本方气血双补，补气生血。

■ 验方 9

◎ 阿胶 9 克，黄芪 18 克，大枣 10 枚。先煎黄芪、大枣，水沸 1 小时后取汤，将阿胶纳入汤药中溶化，服用。每日 1 剂。阿胶补益血液；黄芪、大枣补气生血。本方适用于贫血的补养。

■ 验方 10

大枣 50 克，鸡蛋 150 克，何首乌 25 克，蜂蜜 30 克。将何首乌、大枣洗净；鸡蛋煮熟，去壳；把全部用料一起放入锅内，加清水适量，小火煮半小时，加蜂蜜调味即可。本方补养肝血，适用于肝病血虚者，症见头晕目眩，心悸失眠，面色无华，唇甲淡白，或脱发，或须发早白，月经不调，舌淡苔白，脉细弱。

■ 参枣猪肝汤滋肝补血

◎ 党参 15～20 克，大枣 20 枚，猪肝 50～100 克。将党参和大枣洗净，加温水浸泡 30 分钟后加适量冷水，小火煎煮 30 分钟，滤出药液，再加适量水煮 15 分钟取汁，两次药液混合在一起，与洗净的猪肝一同入砂锅中煮至烂熟，调味后分 2 次服用，每日 1 剂。

■ 肝枣补血汤填精补血

◎ 猪肝 30 克，鸭肝 30 克，菠菜 100 克，大枣 20 克，黑木耳（水发）15 克，姜 5 克，盐 2 克。猪肝和鸭肝切片；菠菜洗净后切段；将肝、大枣和黑木耳都放入锅内加水适量，小火煮 30 分钟；加入菠菜，加盐、生姜再煮 5 分钟即可食用。此汤具有填精补血的作用。

调治缺铁性贫血

■ 大枣黑豆丸

◎ 大枣（去核）500 克煮熟，黑豆 250 克研面，煅皂矾 60 克。先将黑豆放锅内炒出香味，凉后磨成细粉，皂矾研成细末，将大枣洗净去核，蒸熟，同黑豆、皂矾共捣烂，捏成丸。每次服 6 克，每日 3 次，可用于缺铁性贫血的辅助治疗。

■ 大枣黑豆粥

◎ 糯米 100 克，黑豆 40 克，大枣 30 克，红糖 30 克。将黑豆、糯米淘洗干净,用冷水浸泡 3 小时;将黑豆、糯米捞起沥干水分;大枣洗净,去核;锅中加入约 1500 毫升冷水,将黑豆、糯米放入,用旺火烧沸;然后改用小火熬煮 10 分钟;将大枣加入粥中,继续熬煮约半小时;待米烂豆熟时,调入红糖,再稍焖片刻即可盛起食用。该方有补血养血的功效,对于缺铁性贫血者尤为适宜。

■ 猪瘦肉蛋枣汤

◎ 猪肉(瘦)60 克,大枣 30 克,鸡蛋 50 克,姜 3 克,盐 2 克。将猪瘦肉洗净,切小片备用;将砂锅里放入适量清水和姜丝、大枣煮沸数次;放入切好的猪瘦肉片煮熟;倒入打散搅匀的鸡蛋,烧开后加适量盐调味即可。本品具有养血补血之功效,适用于中老年缺铁性贫血患者食用;对其他贫血症也有调养作用。

■ 猪肝大枣粥

◎ 糯米(紫)100 克,猪肝 50 克,大枣 50 克,白砂糖 30 克。将猪肝洗净切碎;锅内加入豆油适量,煸炒猪肝;洗净糯米,与大枣同入锅煮至粥稠;调入已煸炒的猪肝,再煮沸 10 分钟;加白糖调味。本粥益气补血,健脾壮骨,适用于缺铁性贫血、血小板减少等症。

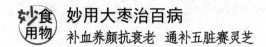

 ## 调治失血性贫血

■ 验方 1

◎ 大枣 15 枚，黑木耳 15 克（温水泡发），冰糖 15 克。将大枣清洗干净，用清水浸泡约 2 小时后捞出，剔去枣核；黑木耳用清水泡发，择洗干净；把大枣、黑木耳放入汤盆内，加入适量清水、冰糖，上笼蒸约 1 小时即成，每日分 2 次食用。本品甘甜滑濡，补血止血，适用于慢性失血性贫血症患者，症见面色苍白、心悸怔忡。每日 2 次。

■ 验方 2

◎ 荔枝干 10 枚，大枣 10 枚。荔枝去壳，与大枣加水 2 碗浸泡 15 分钟，用大火煮沸后改小火煮 20 分钟即可。吃荔枝、大枣，饮汤，每日 1 剂，分 2 次温服。本品有补养心脾、养血安神之功效，适用于失血性贫血，以及妇女产后失血过多之症。荔枝甘酸性温，能生津止咳、补血止血，佐大枣补血养血生津，坚持服用 2 周即有改善。

 ## 调治老年人贫血

■ 猪蹄炖大枣方 1

◎ 猪蹄 800 克，大枣 250 克。先将猪蹄去毛，洗净，每只剁成 4 块；

大枣洗净；将猪蹄与大枣一同放入砂锅内，加适量清水，炖至熟烂即可。本品具有养血、补血之功效，对患贫血的中老年人非常适用。

■ 猪蹄炖大枣方2

◎ 花生米100克，大枣15枚，猪蹄300克，料酒、盐、味精、食醋各适量。将花生米、大枣先用水泡1小时，捞出；将猪蹄去毛和甲、洗净、剁开；锅置火上，放入适量清水，加入花生米、大枣、猪蹄；用旺火烧开后小火炖至猪蹄肉块酥烂，放入精盐调味，即成。每日1剂，分2次佐餐食用。每20天为1个疗程。本品具有养血止血、补脾益气、安神通脉等功效，适用于老年人之贫血。

调治再生障碍性贫血

■ 山药参枣炖肉片

◎ 猪肉（瘦）100克，山药50克，人参25克，大枣15枚。将猪瘦肉洗净切小片；山药去皮洗净，切片；大枣、人参洗净；将诸原料共放入砂锅里，加适量清水煎煮至熟。本品适用于再生障碍性贫血症患者，能使气血再生，功能尽快恢复。

■ 枣粟焖仔鸡

◎ 童子鸡 500 克，大枣 50 克，板栗（鲜）200 克，淀粉（豌豆）20 克，大葱 50 克，姜 30 克，酱油 10 克，白砂糖 15 克，盐 10 克，味精 5 克，大蒜（白皮）20 克。将童子鸡宰杀，洗净，取净肉切块，放少许盐腌制；葱、姜、蒜切成碎末；栗子剥皮、煮熟，待用；将腌好的童子鸡同枣、栗子一同过油至六成熟；锅内留底油，煸炒姜、葱、蒜末，下入过油的童子鸡、枣和栗子，煸炒 3 分钟；加入高汤，用小火焖 10 分钟后勾芡即可。童子鸡中含有丰富的蛋白质、维生素和脂肪，大枣中含有较多的维生素 B_2、胡萝卜素及铁等，二者合用具有促进红细胞生成的作用。

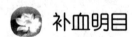 **补血明目**

■ 参芪山药兔肉

◎ 黄芪、党参、枸杞子各 15 克，大枣 10 枚，鲜山药片 100 克，兔肉块 150 克，料酒、盐各适量。将黄芪、党参水煎取汁，入其余各味，煮至肉酥烂即可。每日 1 剂，分 2 次佐餐食用，20 天为 1 个疗程。本品具有补血明目、益气健脾等功效。

补血安神

■ 桂圆阿胶大枣粥

◎ 粳米 100 克，桂圆肉 20 克，阿胶 10 克，大枣 10 克，白酒 15 毫升。粳米淘洗干净，用冷水浸泡发涨，沥干水分；取一只杯子倒入开水，将阿胶和白酒放在杯子里，将杯子坐于开水中直至阿胶溶解；桂圆肉去杂质，洗净；大枣洗净去核。锅内加入约 2000 毫升冷水，加桂圆、大枣，用中火煮至锅中水剩 1/3；加入粳米，用大火煮沸，再用小火慢煮成粥；加入溶化的阿胶，搅匀即可。

滋阴补血

■ 黑芝麻大枣粥

◎ 粳米 150 克，黑芝麻 20 克，大枣 25 克，白砂糖 30 克。黑芝麻下入锅中，用小火炒香，研成粉末，备用；粳米淘洗干净，用冷水浸泡半小时，捞出，沥干水分；大枣洗净去核。锅中加入约 1500 毫升冷水，放入粳米和大枣，先用旺火烧沸，然后改用小火熬煮，待米粥烂熟，调入黑芝麻及白糖，再稍煮片刻，即可食用。

调治血小板减少症

■ 大枣猪肘汤

◎ 猪肘 1000 克，大枣 50 克，酱油 20 毫升，醋 10 毫升，葱、姜、蒜、啤酒、淀粉各适量。将猪肘以常法处理，大枣洗净；将酱油、醋、葱、姜、蒜盛入碗内再入淀粉、啤酒搅拌均匀。取一砂锅底上垫几块猪骨，加入清水 1000 毫升放入猪肘烧开，打去浮沫，再将大枣及搅好的调料汁倒入，以微火慢慢煨，煨至软烂，原汁成黏稠样即成。本方补脾益胃，滋阴养血，脾胃虚弱、阴虚血虚者尤宜；能辅助治疗血小板减少，并能增强健康人的抵抗力。

■ 猪皮大枣羹

◎ 猪肉皮 500 克，大枣 250 克，冰糖 30 克。猪皮去毛洗净，连同清水一起入锅，炖煮成稠黏的羹汤，再加入大枣，煮熟，加入冰糖即可。每餐随量佐餐食用。本方有清热止血之效，治疗血小板减少。

■ 大枣莲子粥

◎ 大枣 20 枚，莲子 30 粒，粳米 200 克，白糖少量。大枣洗净去核；莲子、粳米洗净；将大枣、莲子、粳米放入砂锅中，加入适量清水，先用大火煮沸，后改用小火熬至成粥；加入少量白糖调匀即可食用，分 2 次服，1 日服完，可经常服用。本方有补血益气的作用。

■ 血小板增生汤

◎ 大枣 10 枚，莲藕 500 克，茅根 30 克，瘦肉 50 克。诸原料一同放入锅内，加入 5 ～ 6 碗水煲至 2 碗。本汤性质平和，适用于血小板减少症，对出血难止的情况有调养作用。

下 篇

妙用大枣 治 百 病

妙用大枣调治汗证

汗证指出汗异常。自汗是指不因外界环境的影响而白昼时出汗，动则更甚，多属气虚；盗汗是指睡中出汗，醒后自止，多为阴虚。本病西医诊断为多汗症，主要是因为出汗中枢的反射作用，自主神经功能紊乱所致。

调治汗证小验方

■ 大枣小麦粥

◎ 大枣 15 枚，浮小麦 50 克，糯米 100 克。将浮小麦洗净煮汁去渣，加入糯米、大枣，加适量水，用小火煮成粥，即可食用。每日早、晚各温服 1 次。本粥黏润，烂熟，稍甜（喂幼儿也可加点糖）；养心血，止虚汗，益气血，健脾胃。适用于气血两亏、脾胃不足所致的出汗异常及心慌、气短、纳呆、乏力、失眠。

按：浮小麦即小麦未成熟的颖果，以水淘之，浮起者为佳；主要含多量淀粉及 B 族维生素等；味甘性凉，有止汗作用；可治自汗、盗汗。糯米味甘，性微温，能补脾胃，益脾气。大枣益气和血，养心安神。三者合煮此粥，可起到固表敛汗，养胃健脾的功效。

■ 大枣乌梅汤

◎ 大枣、乌梅各 10 枚，或加桑叶 15 克，浮小麦 15 克。水煎服，分 2～3 次服用，连服 1～2 周。本汤滋阴敛汗，适用于治疗阴虚之自汗、盗汗。

■ 大枣芪麦汤

◎ 大枣、黄芪、浮小麦各 50 克，黑豆 100 克。水煎服，每日 2 次；调治盗汗、自汗。

■ 黑豆黄芪大枣牛肉汤

◎ 牛肉（肥瘦）200 克，黑豆 30 克，黄芪 30 克，大枣 50 克，盐 5 克。将黑豆、黄芪、大枣洗净；牛肉洗净，切块；把全部用料一起放入锅内，加清水适量，大火煮沸后小火煮 3 小时，调味即可，随量饮汤食肉。本汤健脾益气固表，适用于气虚卫外不固导致的自汗，症见面色苍白、体倦神疲、少气懒言、食欲减退。

调治小儿自汗、盗汗

■ 大枣糯米粥

◎ 取大枣 20 枚，糯米 50 克，在砂锅内将水烧开，放入大枣、糯米，煮至烂熟为宜。食用时加入适量白糖或红糖,每日 1 剂,治疗小儿自汗、盗汗。

■ 仙枣汤

◎ 仙鹤草 30 ～ 50 克,大枣 5 ～ 10 枚。将大枣、仙鹤草放入锅内,倒入 3 碗清水,煎至 1 碗即可。取汁饮服,每日 1 剂,7 天为 1 个疗程。本方主药仙鹤草能收敛止血、补虚强壮,合甘温之大枣补气养血,使小儿形体健旺、腠理固密,与调养小儿汗症甚为合拍。

■ 小麦稻根汤

◎ 浮小麦、糯稻根各 30 克,大枣 10 枚,水煎服,每日 1 剂。小麦益心肝,糯稻根健脾养胃清肺,合大枣能补益心脾之气,而能固表止汗,治小儿自汗、盗汗。

■ 红枣糯米肚

◎羊肚 1 只,糯米 60 克,红枣 5 枚,麻油、酱油少许。制作:将羊肚、糯米、红枣洗净,糯米用清水浸泡一夜。将糯米、红枣塞入羊肚内,用棉线将口扎紧,放入大碗或小盆内,入锅隔水蒸至羊肚肉烂,米、枣熟透为止。待凉,切成片状,以少许油、酱油调味。服法:每日吃 2 次(量以患儿饮食量多少而定),连吃 5 ～ 6 天。功能补脾健胃,益气止汗。可用于小儿体弱自汗,亦可用于盗汗。

妙用大枣调治水肿

水肿是体内水液潴留，泛滥肌肤，以头面，眼睑、四肢、腹背，甚至全身水肿为表现特征的一类病证。水肿在西医学中是多种疾病的一个症状，包括急、慢性肾小球肾炎，肾病综合征，继发性肾小球疾病等。

调治营养不良性水肿

■ 大枣玉米扁豆粥

◎ 大枣、玉米各 50 克，白扁豆 25 克。将上三味共煮粥食用，每日 1 次。本粥利水消肿，适用于营养不良性水肿。

■ 茯苓赤小豆粥

◎ 茯苓 25 克，赤小豆 30 克，大枣 10 枚，粳米 100 克。将赤小豆冷水浸泡半日后同茯苓、大枣、粳米煮粥。早、晚餐各温热服食。本粥利水消肿，健脾益胃，适用于水

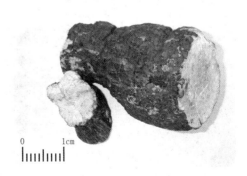

0　　　1cm

肿病、肥胖症及大便溏薄等。

■ 赤豆薏苡仁大枣粥补脾消肿

◎ 赤小豆、薏苡仁、粳米各 30 克，大枣 10 枚，每日熬粥食之，每日 3 次。本粥适用于营养不良性水肿，以及更年期有肢体水肿、皮肤松弛、关节酸痛者。

调治妊娠水肿

■ 大枣炖鲤鱼汤补虚利水

◎ 鲤鱼 1 条（约 500 克），大枣 10 枚，黑豆 30 克，葱段、姜片、料酒各少许。将鲤鱼宰杀，去鳞、去鳃、去肠脏，洗净，切成段；大枣洗净，剔去核；黑豆淘洗干净，用清水浸泡一夜；取锅上火，放入鲤鱼及适量清

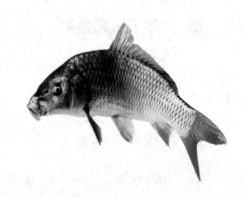

水，用旺火煮沸后再加入黑豆、大枣、葱、姜片、料酒，改用小火炖约 1 小时即成。此汤有补虚利水，养血通乳功效。适用于体虚水肿，妊娠水肿，小便不利，产后乳少及营养不良性水肿，神经衰弱人群。

按：鲤鱼有补中益气利水通乳的功效，黑豆能治脚气水肿，大枣也有治疗全身水肿的作用。对于体虚而有水肿及妊娠四肢水肿者尤为适宜，为体虚水肿和妊娠水肿的食疗佳品。

 ## 调治肾炎水肿

■ 枣蒜汤

◎ 大枣 200 克，大蒜 100 克，水煎，食枣蒜、饮汤。每日 1 次，连服 1 周。适用于急、慢性肾炎水肿患者食用。

■ 枸杞大枣车前草汤清热利水

◎ 车前草 200 克，姜 1 块，大枣 30 克，枸杞子 20 克。车前草用清水洗干净，加姜块，加 1500 毫升水，上火熬煮，大火煮至沸腾，加入大枣，大火再次煮滚，转小火继续煮 20 分钟，最后加入枸杞子煮 10 分钟左右。适用于急、慢性肾炎水肿患者食用。

■ 豆枣黄花粥健脾利水

◎ 粳米 100 克，绿豆 30 克，黄花菜 30 克，大枣 15 克，白术 3 克。将绿豆、黄花菜、大枣、粳米、白术，共煮烂成粥。有健脾利水之功效。适用于慢性肾炎水肿患者食用。

■ 苡仁大枣蜜治慢性肾炎水肿

◎ 大枣 10 枚，糯米、生薏苡仁各 30 克，红糖、蜂蜜各 1 匙。薏苡仁用冷水洗净、滤干；大枣用温水泡片刻，洗净；糯米淘洗干净，与薏苡仁、大枣一起倒入小钢精锅内，加冷水 3 大碗，用中火烧煮约 40 分钟，离火。食前加蜜和红糖。每日 2 次，每次 1 碗，做早餐或下午当点心吃。2 个月为 1 个疗程。此方具有补脾利湿的作用，适用于慢性肾炎水肿患者食用。

妙用大枣调治老年人尿频

　　人到老年，尿频现象比较普遍。有的排尿次数虽多，但每次的量很少，且总有一种解不干净的感觉，给老年人精神上带来痛苦，也给生活带来不便。老年人尿频，主要是因肾气衰退，身体虚弱所致。现代医学认为，老年人生理功能退化是引起尿频的一种因素，但某些泌尿系统疾病，如肾盂肾炎、肾结核、膀胱炎、前列腺肥大等也是引起尿频的常见原因。

🌸 调治尿频小验方

■ 生吃大枣调治夜尿

◎ 大枣 3 枚（小枣加倍）生吃，每晚 8 点吃，9 点准时睡觉，食后口渴，但别喝水。连服 1 个月，调养夜尿症效果好。

■ 姜枣汤调治老年人尿频

◎ 大枣 100 克，生姜（去皮洗净）80 克，加水 500 毫升，煎煮 10 ～ 15 分钟，取汁（每剂可煎 3 次），加白糖适量，当茶饮，1 日内饮完。连服半个月为 1 个疗程，连用 1 ～ 2 个疗程，调养老年人尿频。

■ 香菇蒸大枣

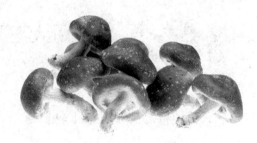

◎ 香菇、大枣、冰糖各40克。将上述三种原料共蒸熟。每日早、晚各吃1次，连吃1周为1个疗程。

补肾缩尿

■ 党参覆盆大枣粥

◎ 粳米100克，党参、覆盆子各10克，大枣20枚，白糖适量。将党参、覆盆子放入锅中，加适量清水煎煮，去渣取汁；粳米淘洗干净；锅置火上，放入药汁、大枣、粳米煮粥，待粥熟时，加入白糖调味即成。本粥甜香适口，黏稠。

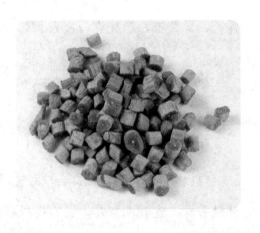

按：覆盆子味甘酸，性平，有补肝肾、固精的作用，是补肾虚的有效药。党参有补中益气、生津止渴的作用，可治一般虚证。二者合用，可有效缓解老年人尿频。

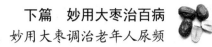

 ## 补脾缩尿

■ 芡实莲淮枣鸡汤

◎ 芡实 15 克，莲子 15 克，淮山药 15 克，大枣 10 克，鸡肉 250 克，香油、食盐、味精各适量。将鸡肉洗净，切片。锅置火上，加入适量清水、鸡肉、芡实、莲子、淮山药、大枣，用旺火煮沸后，改用小火炖至肉熟透时，放入香油、味精、精盐调味即可。本汤甜中带咸，清香可口。

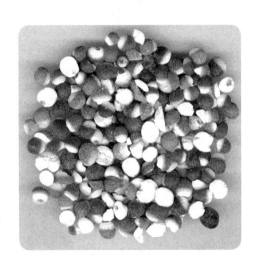

下 篇

妙 用 大 枣

治 百 病

妙用大枣调治月经病

 调治月经不调

月经不调是指月经的周期、经期或经量出现异常，或伴发某些症状，为妇科常见疾病。临床常见有以月经周期改变为主的月经先期、月经后期、月经先后无定期，以经期改变为主的经期延长和以经量改变为主的月经过多、月经过少等。调治月经不调的常用方如下。

■ 大枣益母草汤

◎ 大枣20枚，益母草、红糖各10克。水煎服，每日2次；或大枣5枚，生姜2片，桂圆肉适量，同煮食。每日1次，连服数日。

■ 当归大枣粥

◎ 当归15克，大枣50克，白糖20克，粳米50克。先将当归用温水浸泡片刻，加水200毫升，先煎浓汁100毫升，去渣取汁，与粳米、大枣和白糖一同加水适量，煮至粥成。每日早、晚温热服用，10日为1个疗程。此粥具有补血调经，活血止痛，润肠通便的功能，适用于气血不足、月经不调、闭经、痛经、血虚头痛、眩晕及便秘等症。

■ 大枣乌鸡汤

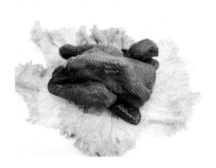

◎ 乌鸡 1 只（约 1000 克），枸杞子 20 克，大枣 15 枚，生姜 5 片，食盐适量。将乌鸡洗净，切块；与枸杞子、大枣、生姜一同放入锅中，用大火烧开锅，然后转为小火慢炖 20 分钟，加入食盐调味即可。本汤滋阴活血，适用于月经紊乱、皮肤粗糙患者，经常食用还能美容。

■ 丹参大枣粥

◎ 丹参 30 克，大枣 10 枚，糯米 100 克，红糖适量。丹参水煎，取汁，去渣放入糯米、大枣、红糖、水煮粥。每天早、晚分食。本方祛瘀生新、活血调经、养心除烦，对月经不调、产后瘀血腹痛、慢性肝炎、冠心病、子宫复原不良、更年期综合征、神经衰弱等有疗效。

调治月经先期

■ 参芪白莲粥

◎ 人参 6 克，黄芪 30 克，大枣 15 枚，白莲子（去心）、粳米各 60 克。

先将人参、黄芪用清水 300 毫升，小火煮取 200 毫升，去渣取汁，加入大枣（去核）、莲子、粳米共煮为粥。每日 1 次，连服 1 周。本粥益气摄血，适用于月经提前、量多、色淡、质地清稀，神疲倦怠，食欲不振，气短心悸，舌质淡，脉沉虚无力。

■ 人参大枣粥

◎ 粳米 30 克，人参 6 克，大枣 15 克。枣去核，与人参、粳米同煮为粥。本粥补中益气，适用于气虚月经先期、量多色淡质稀，神疲乏力等症。

■ 补中益气大枣糕

◎ 鸡蛋 10 个，党参、黄芪、大枣各 20 克，炙甘草 6 克，当归 9 克，白术 9 克，升麻 5 克，柴胡 5 克，陈皮 9 克，生姜 15 克，白糖 600 克，苏打 2 克。将党参、黄芪、当归、升麻、柴胡、陈皮、生姜、炙甘草、白术、柴胡、大枣（去核），烘干研成细末，鸡蛋打入盆内，用打蛋器打成泡，加入白糖继续打泡，使蛋浆与白糖融为一体，加入面粉、中药粉末、苏打继续打泡，使其合为一体。在蒸笼内垫一层细纱布，将蛋浆倒入抹平，蒸约 10 分钟，取出翻于案板上，用刀切成 20 个条形方块即成。本品佐餐食用，补中益气，适用于气虚所致的月经先期；对妇女子宫脱垂、疲倦乏力、久泻脱肛也有调养作用。

调治月经后期

■ 益母草泡大枣

◎ 益母草20克，枣（鲜）100克，红糖20克。将益母草、大枣分放于2个碗中，各加650毫升水，浸泡半小时。将泡过的益母草倒入砂锅中，大火煮沸，改小火煮半小时，用双层纱布过滤，约得200毫升药液，为头煎。药渣加500毫升水，煎法同前，得200毫升药液，为二煎。合并2次药液，倒入煮锅中，加大枣煮沸，倒入盆中，加入红糖溶化，再泡半小时即成。此汤药具有温经养血、祛瘀止痛的功效，适用于血虚寒凝型月经后期者。

 ## 调治月经过多

■ 黑木耳大枣

◎ 黑木耳30克，大枣20枚。将黑木耳、大枣洗净，大枣去核，二味加水煮沸，去渣服用。本方具有补中益气，养血止血，美肤养颜功效，适用于月经过多、贫血及身体虚弱者。

■ 三七粉大枣粥

◎ 三七粉3克，大枣5枚，粳米100克，冰糖适量。粳米淘洗干净，大枣去核洗净，然后加入三七粉一同放入砂锅内，加水适量煮粥，待粥将成时，加入冰糖即成。每日服食 2 次。本方补血止血，化瘀清热，适用于月经过多以及崩漏下血。

 ## 调治痛经

凡在经期前后或行经期出现下腹痛及其他不适症状的，称为痛经。中医学亦称痛经为经行腹痛，临床上常见有气滞血瘀、寒凝胞中、湿热下注、气血两虚、肝肾虚损等证型。以下食疗方可供参考。

■ 姜枣红糖水

◎ 干姜、大枣、红糖各 30 克。将前两味洗净，干姜切碎末，大枣去核，加红糖和水煎煮，喝汤，吃大枣。本方具有温经散寒功效，适用于寒性痛经以及黄褐斑；或者可取生姜 6 克，大枣 10 枚，红糖 60 克，加水适量煎汤饮。月经前每日 1 次，连服 3～5 日。本方用于气血两虚型痛经。

■ 桂枝大枣汤

◎ 桂枝 10 克，大枣 15 克，山楂 15 克，红糖 30 克。将桂枝、大枣、山楂水煎取汁，加红糖煮沸后趁热饮服。本方温经散寒，活血止痛。适用于经前或经期小腹疼痛，得热痛减，经行量少等。

■ 姜枣花椒汤

◎ 茴香 24 克，大枣 30 克，花椒 9 克。将生姜、大枣洗净，姜切薄片。将生姜、大枣、花椒一起置锅内，加适量水，以小火煎成 1 碗汤汁即成。

■ 归枣鸡蛋汤

◎ 当归 10 克，大枣 10 枚，鸡蛋 2 枚。将当归洗净切小片，大枣去核，一同入锅内加适量清水，再放入鸡蛋同煮，待鸡蛋熟后去壳，用针在熟鸡蛋周围扎 10 多个小孔，放回锅内再煮 10 分钟，即可饮汤吃蛋。每日 1 剂，分 2 次服完。

■ 鸡蛋阿胶汤

◎ 鸡蛋 50 克，阿胶 10 克，大枣 6 克，麦冬 10 克，红糖 15 克。大枣、麦冬放入锅内，加入清水适量，用旺火煮沸；磕入鸡蛋同煮，转用小火煲约 1 小时；阿胶捣碎，放入碗内，用煮沸的大枣、麦冬、鸡蛋汤溶化，加入红糖调匀即成。本方养血温经止痛。

■ 元胡益母草枣蛋

◎ 鸡蛋 2 枚，益母草 30 克，延胡索 10 克，大枣 15 克。将延胡索、益母草、大枣、鸡蛋，加清水适量，煮至鸡蛋熟后去壳再煮片刻，去渣取汁。本方活血理气，化瘀止痛，适用于经行量少、血瘀作痛、舌质紫黯有瘀点或瘀斑者。

调治闭经

女子年过 18 岁，月经尚未来潮，或曾来而又中断，达 3 个月以上者，称为闭经。现代医学称前者为原发性闭经，后者为继发性闭经。妊娠期、哺乳期、绝经期以后的停经，均属生理现象，不属闭经范畴。先天性无子宫、无卵巢、无阴道或处女膜闭锁等器质性病变所致的闭经，非药物治疗所能奏效。闭经时常伴有胸胁胀满、小腹胀痛，或头晕、肢软、纳差、心悸失眠，舌质淡红，苔白，脉细。

■ 大枣红花益母汤

◎ 大枣 15 枚，红花 30 克，益母草 30 克，红糖 50 克，糯米酒 50 克。把益母草、大枣、红花装入干净纱布袋中，放入砂锅内，加入适量清水，放至旺火上煮；水沸后加入糯米酒、红糖，转用小火煨 1 小时左右，去药袋，喝红糖汤。用于血瘀型闭经。

■ 当归大枣乌鸡饭

◎ 乌鸡 150 克，当归 20 克，大枣 10 枚，粳米 400 克，调料适量。乌鸡剁成丁；当归、大枣加水煎煮取汁；粳米加水蒸成七成熟时，将药汁、乌鸡丁、调料拌匀平铺在七成熟的米饭上，继续蒸至肉、米熟透。月经前

1 周服食为佳。本方补血养肝，适用于气血虚引起的闭经、腹痛等症。

■ 大枣黑木耳母鸡汤

◎ 大枣 10 枚，黑木耳 50 克，老母鸡 1 只。将大枣、黑木耳洗净装入老母鸡腹中，加水适量，隔水炖至肉烂后食用。此汤补血通经。

■ 大枣糯米粥

◎ 大枣 30 克，桂圆 10 粒，黑糯米 100 克，红糖适量。大枣洗净；桂圆去皮洗净；黑糯米洗净，加入大枣、桂圆肉及适量水煮成粥，依口味加入适量红糖即可。本方温肾健脾，补血调经。

■ 大枣白鸽汤

◎ 大枣（去核）50 克，白鸽（去毛及内脏）1 只洗净，炙鳖甲、炙龟甲各 30 克，枸杞子 20 克。先煎鳖甲和龟甲 30 分钟，后放入枸杞子再煎 20 分钟，煎好后去药渣，取药汁煮大枣及白鸽至熟，吃肉饮汤。此方滋养肝肾，可调治肝肾亏虚，血不养肝所致的闭经。

妙用大枣调治孕产妇病证

 ## 调治习惯性流产

习惯性流产是指自然流产 3 次以上，中医学称之为滑胎，归属胎动不安的范畴。多因先天不足，复损于肾气，以致不能荫胎系胎；或后天不足，化源匮乏，以致不能摄养胎元；或素体阴虚，内热伤胎，以致屡孕屡堕。

■ 大枣寄生参蛋汤

◎ 大枣 15 枚，桑寄生 30 克，党参 15 克，与鸡蛋（带壳）1 枚炖汤吃。本汤益气固肾安胎，用于妊娠胎动不安者食用。

■ 大枣葵花粥

◎ 大枣、糯米各 100 克，葵花子 20 克，煮粥服食，每日 2 次，连续服用。本粥健脾益气安胎。

■ 黄芪大枣养胎粥

◎ 糯米 100 克，炙黄芪 30 克，大枣 5 枚。将黄芪焙干，研细末；将糯米、黄芪药末、大枣置瓦罐内,加清水,先用旺火煮沸,然后改用小火煨 60 分钟。每日早、晚各服 1 次。本粥益气养血,补元安胎,适用于气血两虚、体质虚弱的先兆流产孕妇服用。

 ## 人工流产后调养

■ 泽兰大枣茶

◎ 泽兰 10 克,大枣 30 克,绿茶 1 克。泽兰洗净,与大枣、绿茶一起放入茶杯(磁化杯更佳)中,用刚烧沸的开水冲泡。30 分钟后服用,先饮汤,后吃大枣,每日数次。本方活血化瘀,健脾理气。对于尚有少量瘀血的血瘀型流产或小产后的病人,泽兰可以帮助子宫尽快清除瘀血,恢复健康。此茶适用于血瘀型流产后的病人服用(表现为流产后恶露很少或不下,小腹发硬拒按,痛剧,舌青,脉沉实)。对于稽留流产病人,应在做清宫手术后同时服用此茶。

■ 鸡蛋枣汤

◎ 鸡蛋 2 枚,大枣 10 枚,红糖适量。锅内放水煮沸后打入鸡蛋同煮,水再沸下大枣及红糖,小火煮 20 分钟即可。本方具有补中益气和养血作用,适用于流产后气血不足的调养。

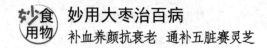

 ## 产后补养

■ 大枣黄芪乌鸡汤

◎ 乌骨鸡肉 250 克，黄芪 30 克，大枣 100 克。将鸡肉切块，黄芪洗净，装入纱布袋中。三者共入锅中用小火炖熟，取出黄芪，食肉、枣，饮汤。本方可用于产后气虚、月经不调以及一切气血虚损症。

■ 益母草大枣瘦肉汤

◎ 大枣 6 枚，猪瘦肉 200 克，益母草 75 克，水 4 碗，盐半茶匙。瘦肉洗净、切块；大枣去核、洗净；益母草用水洗净。将益母草、大枣、瘦肉放入瓦煲内煮滚后，再改用小火煮 2 小时，下盐调味即可饮用。妇女产后常感腹部疼痛，可能是体内血流不畅所致。饮用益母草大枣瘦肉汤，能调经止痛，兼活血祛瘀，消除腹部疼痛。

按：益母草在药理上有增强子宫肌肉收缩力和加快收缩频率的功用，能促进子宫复原、活血祛瘀，兼可调经止痛。

■ 归枣牛筋花生汤

◎ 牛蹄筋 100 克，花生米 100 克，大枣 20 枚，当归 5 克，植物油、精盐各适量。牛蹄筋洗净,切成块;花生米、大枣洗净。砂锅置火上，加适量清水，放入牛蹄筋、花生米、大枣、当归，用旺火煮沸后改用小火炖至牛蹄筋烂熟、

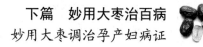

汤稠时，加入植物油、精盐调味即可。蹄筋软糯，味甜中带咸。此菜具有补益气血、强壮筋骨的作用，适用于产后气血两虚、肢体疼痛者食用。

■ 鲤鱼大枣汤

◎ 鲤鱼 1 条（约 500 克），大枣 30 克，料酒、猪油、盐各适量。将大枣去核，清水冲洗干净，待用。把鲤鱼去鳞、鳃，清水洗净，放入锅中，加入清水 1600 毫升及大枣、盐、料酒后，置于火上，煮至鱼肉熟烂，即可食鱼喝汤。鲤鱼肉嫩，汤味鲜，略有甜味。此汤含蛋白质、脂肪、糖类、钙、磷、铁和维生素 A、维生素 B_1、维生素 B_2、烟酸，具有养血催乳、补益五脏、健脾行水、和胃调中、开胃增食之功效，非常适合妇女产后食用。同时，还对预防和治疗产后水肿，具有补益治病双重功效。

■ 牛奶枣粥

◎ 粳米 100 克，牛奶 400 毫升，红糖 20 克，大枣 20 枚。粳米淘洗干净。将锅置火上，放入适量清水（约 1000 毫升）、粳米，煮开后，用小火煮 20 分钟，米烂汤稠时加入牛奶、大枣煮 10 分钟。食用时加红糖，再煮开，盛入碗内即成。此汤黏稠，甜香，清淡。本方有补脾健胃之功效，是产妇补血及促进乳汁分泌的必备之品。

按：牛奶营养成分多而齐全，补虚损、益五脏之功显著，大枣健脾益气之功甚强，二者与粳米共煮成粥，具有补气养血、健脾和胃、生津止渴的功效，适宜产妇食用，以利调养身体，尽快恢复。

调治产后缺乳

■ 阿胶大枣羹

◎ 阿胶 250 克，大枣 1000 克，核桃 500 克，冰糖 500 克。将大枣洗净，加适量水放入锅内煮烂，滤去皮核，放入另一锅中，加冰糖、核桃仁用小火同炖。将阿胶放入碗中上屉蒸化后，倒入炖大枣、核桃仁的锅内熬煮成羹即可。产后每日早晨服 2 ～ 3 汤匙。

■ 大枣花生煮猪蹄

◎ 猪蹄 500 克，大枣 30 克，花生米 30 克，生姜、葱、花生油、盐、味精、绍酒、胡椒粉、清汤各适量。猪蹄洗净砍成块，大枣、花生米用水泡透，生姜去皮切片，葱切段；锅内加水适量，烧开，放猪蹄，煮净

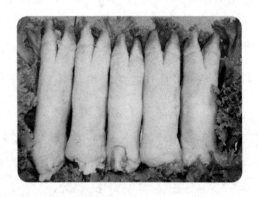

血水，倒出；将油倒入锅中，放入姜片、猪蹄块，淋入绍酒爆炒片刻，加入清汤、大枣、花生米、葱段，用中火煮至汤色变白，加盐、味精、胡椒粉调味即可。本方补血益气，强身通乳。

■ 党参莲藕猪蹄汤

◎ 莲藕 640 克,猪蹄 240 克,党参 20 克,大枣 50 克,陈皮 5 克,盐 5 克。将莲藕用水洗净,刮去皮;党参、陈皮和猪蹄用水洗净;大枣用水洗净,去核;将党参、莲藕、大枣、陈皮、猪蹄放入煲滚的水中,用中火煲 3 小时;以细盐调味,即可饮用。

■ 大枣猪皮蹄筋汤

◎ 猪皮 100 克,猪蹄筋 30 克,大枣 50 克,盐 3 克,味精 1 克。将猪皮刮去皮下脂肪,洗净,切片;猪蹄筋用清水浸软,洗净,切小段;大枣洗净。把全部用料一起放入锅内,加清水适量,大火煮沸后,小火煮 1 小时,调味即可。

调治产后失眠

■ 大枣参归兔肉汤

◎ 大枣 15 枚,人参 6 克,当归 20 克,兔肉 300 克,共放砂锅内,加适量清水炖熟,调味食用。

■ 大枣归芍汤

◎ 大枣 10 枚,当归、白芍各 10 克。水煎服,每日 1 剂,可用于辅助治疗产后不寐。

 调治产后恶露

■ **大枣阿胶粥**

◎ 大枣20枚，阿胶粉10克，粳米100克。将大枣洗净，去核；粳米淘洗干净。锅置火上，放入清水、大枣、粳米，用小火煮粥，粥成调入阿胶粉，溶化即成。此粥甜香适口，有益气固摄、养血止血作用，对防治产后气虚，症见产后恶露淋沥不绝、质稀色淡红、神倦无力有调养作用。

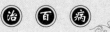

妙用大枣调治更年期综合征

更年期综合征是指部分妇女在绝经前后出现的一系列以自主神经功能失调为主的症候群。临床主要表现为：月经周期紊乱，经量或多或少，性器官萎缩，多伴有烦躁易怒、忧郁、失眠、焦虑、神经过敏、情绪不稳定等神经精神症状，以及阵发性面红、潮热、出汗、心悸、胸闷、眩晕等心血管系统症状。本病属中医学"绝经前后诸证""脏躁"范畴。

 ## 养心安神

■ 甘麦大枣汤

◎ 大枣 50 枚，小麦、甘草各 9 克。上 3 味加水煎汤服。本方源于《金匮要略》，以大枣补血润燥，小麦养心阴而安心神，甘草和中。三物合用，甘润滋养，重在养心安神，适用于妇女更年期伴有潮热出汗、烦躁心悸、忧郁易怒、舌红少苔、脉细而数者；也可用于妇女脏躁，无故悲伤欲哭，喜怒无常，不能自主，心烦不安。临床上还可加入酸枣仁、百合等品。

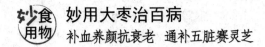
 宁心安神

■ 莲枣山药羹

◎ 去皮山药 50 克 (1 两)，薏苡仁 30 克，大枣 20 克，莲子 20 克。将山药洗净，切小丁;大枣洗净;莲子洗净，泡软，去莲心;薏苡仁淘洗干净，与山药、大枣和莲子同放锅中，加入少许水，煮至成粥，放入冰糖，待冰糖溶化后即可食用。此粥补心脾，宁心安神，适用于更年期综合征，对伴有失眠者尤为适宜。(《更年期综合征调养食方》)

 补肾定眩

■ 杞枣汤

◎ 枸杞子、桑椹子、大枣各等份。水煎服，早、晚各 1 次。本方适用于更年期有头晕目眩、饮食不香、困倦乏力及面色苍白者。

滋阴养血

■ 木耳大枣饮

◎ 黑木耳 15 克，大枣 15 枚，冰糖适量。把黑木耳和大枣泡后放在碗内，放冰糖和水，蒸 30 分钟。当点心食用，上、下午分食。此方滋阴

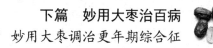

活血、补气养血。对贫血、眩晕症、更年期综合征很有疗效。

 ## 补肾养阴

■ 黑豆大枣粥

◎ 黑豆 50 克，黑米 30 克，大枣 10 余枚。先把黑豆和黑米加水浸泡一个晚上，不然黑豆非常难煮。晚上把原料浸泡好，早上起来把浸泡好的黑豆和黑米倒进电饭锅，再放入洗净的大枣，加水煮约 1 小时，黑豆熟了就可以加冰糖，再煮几分钟即可，当早餐食用。本方益气养血，补肾养阴，抗骨质疏松，适用于更年期综合征，对伴有骨质疏松症者尤为适宜。（《更年期综合征调养食方》）

补虚消乏

■ 麦片大枣粥

◎ 燕麦片 100 克，大枣 50 克。将大枣去核，加水约 500 毫升，煮沸，撒入燕麦片搅匀，再煮沸 3 ～ 5 分钟即成。做早、晚餐食用。本方补虚损，敛虚汗，抗疲劳，适用于更年期综合征，对疲乏明显者尤为适宜。（《更年期综合征调养食方》）

下 篇

妙用大枣
治 百 病

妙用大枣调治儿科杂证

 ## 调治小儿感冒

■ 萝卜姜枣汤

◎ 白萝卜 300 克，姜 15 克，大枣 5 克，蜂蜜 30 克。将白萝卜、生姜分别洗净，晾干，切成薄片；将白萝卜、生姜、大枣置锅内，加水 1 碗，煮沸 20 分钟，去渣留汤。最后加入蜂蜜，再煮一沸即可。本方辛温解表，止咳化痰，可治小儿风寒感冒、咳嗽、鼻流清涕。

 ## 调治小儿厌食症

厌食，中医学称为纳呆、恶食，是指较长时间的食欲缺乏而不欲饮食。患儿往往因食之无味而见食不食，甚则拒食，可伴有面色少华、形体消瘦。长期厌食，蛋白质摄入不足，可影响小儿的营养状况，使身高、体重达不到同龄孩子标准，发育迟缓。

■ 枣楂内金汤

◎ 大枣 10 枚，山楂片（炒焦）30 克，鸡内金 15 克。将山楂片、大枣与鸡内金一同放入锅中，加适量清水煮沸后，用小火煮约 40 分钟即可。或将山楂片、大枣烤焦黄，与鸡内金焙干研末，与白糖加水煮沸，频频温服。此方能调治小儿厌食症。

■ 大枣小米粥

◎ 大枣 10 枚，小米 30 克，先将小米清洗后上锅用小火炒成黄色，然后加入水及大枣，用大火烧开后改小火熬成粥，食用。此方适用于消化不良伴有厌食的脾虚小儿。

■ 大枣陈皮汤

◎ 大枣（炒焦）10 枚，陈皮 4 克，共放保温杯内，沸水冲泡 10 分钟，代茶饮，可治消化不良。

■ 大枣豆腐汤

◎ 大枣 250 克，豆腐 100 克，鸡蛋（取蛋清）2 枚，白糖 15 克，精盐 5 克，味精、酱油、醋、干淀粉、湿淀粉各适量，熟猪油 750 克。将大枣冲洗干净，放入沸水中浸泡 1 小时左右，剔出枣核，在枣肉里撒上一层干淀粉。把豆腐制成泥，放入鸡蛋清、精盐、味精，用手抓匀成馅料。在撒上干淀粉的大枣肉中，装入豆腐馅，用力捏拢枣口，口朝下放入盘内，待逐一做好后，再撒上干淀粉。取锅上火，放入熟猪油烧热，投入大枣，炸至枣皮收缩时用漏勺捞出，放入盘中。原锅洗净上火，放入适量清水，加入白糖、酱油、醋烧沸，用湿淀粉勾芡，起锅倒在大枣上即成。此汤味香甜，大枣酥脆，食之可口，具有补气健脾，养胃生津的功效，适用于脾胃虚弱、食少便溏、口干消渴、虚弱羸瘦及无病强身者食用。

 ## 调治小儿流涎

◎ 陈皮 5 克，苦竹叶 5 克，大枣 10 克。将大枣、陈皮、竹叶用水煎服。每日 1 剂，分 2 次饮服，连服 3～5 剂。此方健脾、益气、止涎，适用于小儿流涎。

 ## 调治小儿泄泻

■ 验方 1

◎ 木香 6 克，粳米 30～60 克，大枣 20 枚，白糖适量。将大枣去核，浸泡后连同水、粳米煮粥，粥将熟时，加木香，再煮片刻，放入白糖调匀即可。每日 2～3 次，温服。本方健脾和胃，燥湿止泻，适用于小儿脾虚腹胀泄泻。

■ 验方 2

◎ 茯苓粉 30 克，粳米 100 克，大枣 10 克，白糖适量。将大枣去核，浸泡后连同水、粳米煮粥，粥熟时加入茯苓粉，拌匀，稍煮即可。食时加白糖适量，每日 2～3 次。本方利水渗湿，健脾补中，适用于小儿脾虚久泻等。

■ 验方 3

◎ 茯苓 20 克，大枣 10 枚，山药 20 克，粳米 50 克，红糖适量。大枣去核，与茯苓、山药、粳米同煮成粥，加适量红糖调味即可。1 剂分 3 次佐餐食用。本方健运脾胃，渗湿止泻，小儿脾胃气虚、食少便溏、体倦乏力者可经常食用。

调治小儿惊痫、夜啼

■ 验方 1

◎ 蚕虫、大枣各 20 枚。大枣、蚕虫洗净，放清水 10 碗煲至一半，代茶饮。每日 1 剂，连服 3 日。蚕虫能治惊痫、夜哭、惊风、祛痨积。

■ 验方 2

◎ 桂圆肉 10 克，大枣 3 枚，粳米 50 克。将桂圆肉、大枣、粳米洗净，一同放入砂锅内，加入适量清水煮成粥，粥熟后用筷子夹出枣核、枣皮和桂圆肉渣，即可食用。适量加一些白糖，粥稠米烂，微有甜味，小儿会更喜欢吃。本方安神定惊，可减轻小儿夜啼症。

■ 验方 3

◎ 蝉蜕 2 克，浮小麦 6 克，钩藤 3 克，大枣 3 枚，甘草 2 克，白糖少许。以上各原料用凉水洗净，加入适量水，放入砂锅内同煮，去渣饮汤，加入白糖即成。本方略有草药味，加入白糖可减少药味，3 — 6 岁幼儿均可食用。

按：蝉蜕味甘性平，疏风定惊，为婴儿常用药物；钩藤、浮小麦平肝镇惊、养心安神；大枣养血益脾；甘草清心火。此 5 味合用，镇定安神效果好。每日 1 剂，数剂后即可调治好小儿夜啼。

调治新生儿黄疸

新生儿黄疸多为肝细胞尚未成熟，机体代偿功能不全而致，且可影响新生儿生长发育，故应早期治疗。

◎ 茵陈 15 ～ 30 克，大枣 30 ～ 50 克，甘草 6 克，水煎后少量多次服用。每日 5 ～ 8 次，每次 5 毫升，每日 1 剂。

按：茵陈大枣汤有促进肝细胞活性，益气生津，保肝退黄之功效。本法疗效佳，用法简单，无不良反应。

调治小儿贫血

婴幼儿期发病应多考虑营养缺乏性贫血；儿童期发病应多考虑慢性出血性贫血、再生障碍性贫血等。在治疗贫血病因的同时，应加强护理，预防感染，注意饮食疗法。

■ 大枣板栗粥

◎ 大枣30克，板栗100克，红糖10克。先将板栗去硬壳，加清水煮开，去掉外衣；大枣洗净，用开水焯一下，去掉苦水。将大枣和板栗同煮，大火煮开后改为小火慢炖，煮至板栗酥、大枣香就可以了，最后加入红糖。

按：栗子含大量淀粉、蛋白质、脂肪、B族维生素，素有"干果之王"的美称。红糖具有益气养血，健脾暖胃，驱风散寒，活血化瘀之效，特别适合于儿童及贫血者食用。

 调治小儿发育迟缓

◎ 动物骨（长骨或脊骨，猪骨、牛骨、羊骨均可）250克，大枣15～25枚，生姜数片。将骨头洗净捣碎，与大枣、生姜同置瓦煲内，加水适量，用旺火烧沸后用小火煮2小时以上，直至汤浓即可关火。可根据宝宝口味添加其他调料。本方适用于婴幼儿食用。

按：动物骨中含有丰富的钙、骨髓，还含有其他营养成分，有益髓生骨的作用；大枣补中益血。骨枣汤益髓养血、助骨生长效果明显。

调治小儿遗尿

■ 乌梅蚕茧大枣方

◎ 乌梅 6 克，蚕茧 50 克，大枣 15 克，白砂糖 50 克。将乌梅、蚕茧、大枣、白糖用水煎服。

调治小儿脱肛

■ 醋大枣

◎ 大枣与陈醋同煮至醋干，当点心吃，每日 8～10 颗大枣。食用此枣对小儿脱肛久治不愈者有疗效。

■ 黄芪黄鳝红枣煲

◎ 鲜活黄鳝约 200 克宰杀后去内脏、切段，与黄芪 30 克、红枣 10 枚同入砂锅，加适量水和植物油少许，小火煲煮烂熟，调味。饮汤食肉。功能补气养血，升提。主治：小儿脱肛及老年性脏器下垂。症见疲倦乏力，头晕气短，腰酸肢软无力，面色苍白。

下篇
妙用大枣
治　百　病

妙用大枣调治五官科病证

 缓解视疲劳

■ 枸杞桑椹山药

◎ 枸杞子 10 克，桑椹 10 克，山药 10 克，大枣 10 枚。将上述 4 味药水煎 2 次（分头、二煎汁）。头、二煎汁相隔 3～4 小时服。

按：枸杞子、桑椹能补肝肾，山药、大枣健脾胃。视力疲劳者如能长时间服用，既能消除视疲劳症状，又能增强体质。

 调治视力下降

■ 验方 1

◎ 核桃仁（微炒去皮）300 克，大枣（去核）250 克，枸杞子 150 克，与鲜猪肝 200 克同切碎，放瓷盆中，加少许水，隔水炖半小时后备用。每日取 2～3 汤匙，打入两个鸡蛋，加糖适量，蒸为羹。本方益肾补肝、养血明目，可改善近视、视力减退及头晕健忘、腰膝酸软等症状。

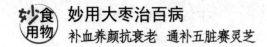

■ 验方 2

◎ 花生米 100 克，南瓜子 50 克，大枣肉 60 克，黄豆粉 30 克，粳米粉 250 克。上 5 味共捣为泥，再调入些面粉，加适量油与水，调匀，做糕，蒸熟，一日食完。本方补脾益气、养血明目，可改善近视、视物模糊、心悸气短、体虚便秘等症状。

■ 验方 3

◎ 赤豆、白扁豆、大枣、花生米、薏苡仁、核桃仁、桂圆、莲子各 30 克，粳米 500 克。上 9 味加水煮粥，拌糖温食。此方可健脾补气、益气明目，适用于近视、不耐久视、寐差纳少、消化不良者食用。

调治咽炎

咽炎属中医学"喉痹"范畴，是咽部黏膜、黏膜下及淋巴组织的弥漫性炎症。患者常有咽部各种不适感，如异物感、咽痒、灼热、疼痛或醒后咽干。咽部分泌物黏稠，晨起常发出吭吭声，若清除分泌物常引起作呕。

■ 验方 1

◎ 芹菜 100 克，罗汉果 1 枚，大枣 12 枚，粳米 50 克。将芹菜切成碎末备用；罗汉果与大枣加适量水，煮沸 30 分钟，取汤汁再与粳米同煮，成粥后加入芹菜末煮沸 15 分钟即可。本粥具有清热生津、润肺止咳的作用，对慢性咽炎、支气管炎有较好的食疗效果。

■ 验方 2

◎ 大枣 5 枚，胖大海 5 枚，冰糖适量，沸水冲泡代茶饮用。本方适用于感冒或演讲者声音嘶哑。

■ 验方 3

◎ 大枣 5 枚，金钗石斛 6 克，北沙参 10 克。上 3 味共煎汁，每周饮服 1 ～ 2 次，歌唱者平时可常服以润泽声带，保护喉咙，保护嗓音。

调治口腔溃疡

■ 白菜根蒜枣汤

◎ 白菜根 60 克，蒜苗 15 克，大枣 10 枚。水煎服，每日饮 1 次或 2 次，可治口腔溃疡。

调治过敏性鼻炎

■ 葱白大枣鸡肉粥

◎ 大枣（去核）10 枚，葱白 5 根，连骨鸡肉 100 克，香菜 10 克，生姜 10 克，粳米 100 克。粳米、大枣、鸡肉分别洗净；姜切片；香菜、葱切末。锅内加水适量，放入鸡肉、姜片大火煮开，然后放入粳米、大枣煮 45 分钟左右，最后加入葱白、香菜，调味服用。此粥适用于风寒型过敏性鼻炎，症见鼻塞、喷嚏、流清涕、咳嗽、恶风寒、身痛。

妙用大枣调治皮肤病

 调治银屑病

■ 大枣丹参饮

◎ 以成熟晒干的（忌蒸煮）大枣 10 枚，丹参片 3 片，空腹服，每日 3 次，1 个月为 1 个疗程。治疗银屑病 107 例，总有效率达 91%。（《临床皮肤科杂志》1988 年第 3 期）

调治皮肤瘙痒

■ 验方 1

◎ 大枣 20 枚，绿豆 100 克，猪油 1 匙，冰糖适量，加水共煮至绿豆开花即可服用。每日 1 剂，分 2 次服用。一般服药 3 ～ 5 天瘙痒减轻，10 天内痊愈。

■ 验方 2

◎ 百合 30 克，大枣 15 枚，桑椹 20 克。大枣去核洗净；百合、桑椹洗净；以上 3 味同置煲内，加水 5 碗，煲至出味。本汤养血祛风，保护皮肤润滑。

凡血虚而风燥者，有慢性皮肤湿疹、干燥脱皮屑、色素沉着，患部剧烈瘙痒，抓后有黄色液体渗出者皆可饮用。

调治各种疖肿（毛囊炎）

■ 鲤鱼紫枣

◎ 鲤鱼 1 条，大枣 30 克，鲜紫苏叶适量。将鲤鱼去鳞、内脏，洗净；大枣洗净。以上 2 味与紫苏叶一起加水煮熟即可。每日 1 剂，吃鱼、大枣，喝汤。本方清热解毒，消炎杀菌，可辅助治疗各种疖肿。

调治斑秃

■ 黑豆核桃桑椹粥

◎ 大枣 5 枚，核桃仁、桑椹各 10 克，黑大豆 30 克，粳米 50 克。同煮粥食，每日 1 剂，可连续食用。本粥适用于肾亏血虚所致的斑秃。

调治小儿湿疹

■ 大枣明矾散

◎ 用去核大枣适量，加入明矾少许，共用瓦片焙干，研末敷患处，可用于治疗小儿湿疹。

杂病廉验大枣食疗方选粹

 ## 调治性功能减退

《名医别录》中就明确指出，大枣能"坚筋骨，助阴气，令人肥健"，常吃大枣，可明显增强性功能。

■ 大枣虾韭菜粥

◎ 治中老年人性功能减退：大枣 20 枚，全虾 50 克，韭菜 10 克，粳米 100 克。将全虾（不去头及外壳）洗净切段，大枣剖开去核，韭菜洗净切小段，与粳米同煮为粥，早、晚食用。本粥有益气壮阳、提高性功能的作用，适用于中老年人性功能减退，有腰膝酸软、性欲减退、遗精、阳痿等症状者。

■ 鹿胶大枣炖鸡肉

◎ 鸡肉 150 克，鹿角胶 40 克，大枣 50 克，姜 4 克。鲜鸡肉去皮洗净；大枣洗净去核；生姜洗净；将鸡肉、大枣、生姜均放入炖盅；加入开水慢火炖 1 小时，汤成，趁热分 1～2 次服用。本汤补肾益精，主治肾虚性功能减退。

153

■ **大枣泥鳅汤调治遗精、阳痿**

◎ 大枣（去核）5 枚，泥鳅 400 克，生姜 2 片。将泥鳅剖开洗净，加水与枣、姜共煮食。每日 2 次，10 天为 1 个疗程。

 调治腰椎间盘突出

■ **栗子大枣炖鹌鹑**

◎ 栗子 5 枚，大枣 2 枚，鹌鹑 1 只。将鹌鹑宰杀去毛（不放血），去内脏（保留心、肝），洗净，栗子去壳、洗净，大枣去核，将汤料放入炖盅内，注入清水 250 毫升，用大火煮沸 15 分钟后，改用小火炖 90 分钟至鹌鹑熟烂即可，食时加盐调味，饮汤吃肉。

按：鹌鹑补中益气，有"天上人参"美誉。本方可用于腰椎间盘突出症者或手术后身体虚弱、虚劳羸瘦、气短倦怠、纳差便溏的患者，补益之效甚佳。栗子为肾之果，功能：补肾涩精，故本方又可治肾虚腰痛、男女性功能减退。

 调治骨质疏松

■ **鸡脚枣参汤**

◎ 鸡脚 10 只，大枣 7 枚，高丽参 7 片。先将鸡脚洗净，用开水焯一下，用刀背拍破骨头，连同大枣与高丽参放入大碗或不锈钢锅中，加水淹过所有原料，放在锅中小火慢炖，炖至鸡脚烂透为止，随即将浮油撇去，趁热吃肉喝汤，1剂可分2天吃，刚开始每周至少吃3剂，1个月后，每周吃1剂即可，可有效改善骨质疏松。

■ 莲藕大枣牛骨汤

◎ 莲藕400克，大枣5个，陈皮适量，牛骨500克，生姜2～3片。先将莲藕去节、刮净；大枣浸泡去核、洗净；陈皮浸泡；牛骨洗净，用刀背拍打使其裂开。上述原料一起放进瓦煲内，再放入生姜，加入清

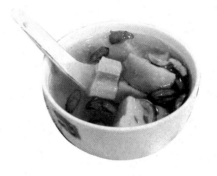

水3000毫升。先用大火煲沸后，改用小火煲3小时，调入适量食盐便可。本汤气味香浓甘润，具有健脾补虚、强筋健骨的功效。汤中的莲藕味甘性平，可旺血生肌、健脾开胃。牛骨含大量钙质和骨胶原，对防治骨质疏松很有帮助。

■ 党参大枣炖排骨

◎ 党参30克，大枣8枚，排骨500克，姜、葱、盐、味精、胡椒粉、料酒各适量。将党参洗净，切3厘米长的段；大枣洗净，去核；排骨洗干净，

剁成 4 厘米长的段；将姜、葱洗干净，姜拍松，葱切段。将排骨、党参、大枣、姜、葱、料酒放入炖锅内，加入清水适量，置大火上烧开，再用小火炖熟，加入盐、味精、胡椒粉即成。本方补气血，益健康。

调治疲劳过度

■ 大枣炖牛肉

◎ 牛肉（肥瘦）500 克，大枣 300 克，植物油 50 毫升，番茄酱 200 克，盐 5 克，味精 1 克，酱油 5 毫升，大葱 8 克，姜 8 克，香油 3 毫升，白砂糖 10 克，料酒 20 毫升，胡椒粉 2 克。将牛肉切成块（5 厘米见方），投入沸水锅内汆去血沫；葱切段、姜切片；牛肉放入高压锅内，加入葱段、姜块、精盐和酱油煮熟；大枣洗净，去核后用清水浸泡半小时；将锅置于中火上，放入植物油烧热，放入葱段、姜末炒出香味，再放入番茄酱煸炒片刻，加入老汤 750 毫升、精盐、白糖、酱油、料酒、牛肉块和大枣炖 25 分钟至熟透入味；撒入胡椒粉和味精，淋上香油即可。

■ 大枣党参牛肉汤

◎ 大枣 30 枚，党参 50 克，牛肉 250 克，生姜 2 片。大枣用清水洗干净，去核；生姜洗干净，刮去姜皮，切两片；党参、牛肉分别用清水洗干净。然后将以上原料一起放入已经滚开的水中，继续用中火煲 3 小时左右，以少许食盐调味即可，佐膳食用。本方具有补气补血、养心安神、强壮身体的作用。

■ 美味牛奶大枣羹补体虚

◎ 牛奶 500 毫升，大枣 25 克，粳米 100 克。先将粳米与大枣同煮成粥，然后加入牛奶，烧开即可。可补气血、健脾胃，适用于过劳体虚、气血不足等症。

调治甲状腺功能亢进症

甲亢是甲状腺功能亢进症的简称，是由多种因素引起的甲状腺激素分泌过多所致的一种常见内分泌疾病。常见症状有多食消瘦、怕热多汗、心悸怔忡、易激动、甲状腺肿大，常伴有不同程度的突眼。

■ 五味子桑椹桂圆糖

◎ 白糖 250 克，五味子 20 克，桑椹 30 克，桂圆肉 150 克，大枣肉 25 克，黑芝麻 25 克。将黑芝麻研成粉，桂圆肉、大枣肉切成末，桑椹、五味子熬成浓汁。白糖加水入锅，用小火熬稠，放入桑椹、五味子汁、黑芝麻粉、桂圆末、大枣末，熬至挑起糖丝时结块即可。每日 2 次，每次吃 50 克。本品补心肾、滋阴液、健脾胃，对甲状腺功能亢进症引起的多种症状有辅助治疗作用。

■ 萸肉枣柿饼

◎ 大枣 30 克，柿饼 10 个，面粉 100 克，山茱萸 10 克。柿饼切块，大枣去核、瓣开，与山茱萸一起捣碎，拌匀，研成细粉，加水适量，制成小饼，下热油锅烙熟，佐餐食用。每日 2 次。本品补阴、清热、健脾，对甲状腺功能亢进引起的诸症有辅助治疗作用。

调治紫癜

■ 验方 1

◎ 大枣，每天吃 3 次，每次 10 枚，至紫癜全部消退为止。一般每人需大枣 500 ～ 1000 克。（《上海中医药》1962 年第 4 期）

■ 验方 2

◎ 过敏性紫癜：以大枣 10 枚煎汤服食，每日 3 次。临床用大枣汤治疗 5 例过敏性紫癜，获得良好疗效。（《新中医》1986 年第 6 期）

■ 验方 3

◎ 大枣 10 ～ 15 枚，兔肉 150 克，炖烂，每日分 2 ～ 3 次服食。辅助治疗过敏性紫癜。

■ 验方 4

◎ 大枣 15 枚，花生衣 10 克，煎汁，上、下午分服，连服 7 日，休息 3 日再服，对过敏性紫癜及血小板减少性紫癜均有辅助治疗作用。

■ 验方 5

◎ 花生米 250 克，大枣 50 克，银耳 50 克，白糖适量。将花生米洗净，放入清水中泡一会儿；大枣清洗干净，剔去枣核；银耳浸泡后择洗干净。取锅上火，放入花生米、大枣、银耳，加入适量沸水，煮至烂熟后，调入白糖，起锅。本方有滋补润肺，养血补血，补脾止血之功效，适用于紫癜等各种出血症。无病者食之，可以起到补脾胃、益气血、润肌肤的作用。

■ 验方 6

◎ 大枣 20 枚，糯米 150 克，羊胫骨 1～2 根敲碎，同煮成粥。每日 3 次分服，15 天为 1 个疗程。此汤具有健脾益气，养血安神之功效，可治疗血小板减少性紫癜、脾虚纳差、便溏、神疲倦怠诸病症。

 调治出血

■ 验方 1

◎ 仙鹤草 60 克，大枣 15 克。将仙鹤草、大枣洗净，水煎服。本方健脾补血，凉血止血，适用于血虚有热、吐血、咯血、尿血、便血、月经过多及创伤出血等症。

■ 验方2

◎ 黑木耳（水发）40克，大枣30克。将黑木耳、大枣洗净，放入锅内，加水适量，小火煎煮30分钟即可。本方凉血止血，辅助治疗血淋、崩漏、痔出血。黑木耳味甘，性平，能凉血止血，配伍大枣健脾益气。二药配伍，调理气血，可用于一切出血性疾病的食疗之品。

■ 花生大枣膏

◎ 花生15克，桂圆15克，大枣30克。花生剥壳，连衣煮熟后研成泥状。桂圆去壳，去核，洗净，晒干后捣如泥。大枣去核，洗净，加水500毫升，浸泡30分钟，置大火上煮沸，改小火煮1小时，取出

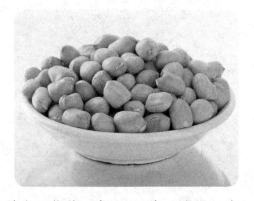

枣肉捣烂，再与花生泥及桂圆肉泥一并煮至糊状。每日20克，分早、晚2次用枣汤调下。本方健脾养心，补血止血，适用于各种原因引起的出血病症。症见面色无华，唇甲苍白，眩晕心悸等；亦可用于妇女产后营血亏虚，体力久久不能恢复，月经色淡量多者。

调治外伤

■ 验方 1

◎ 大枣 10 枚，牛肉 250 克，将牛肉切成小块，与大枣用小火炖熟食用。每日 1 次，有促进伤口愈合的作用。

■ 验方 2

◎ 用大枣、黄芪各 30 克，煎服，能促进伤口愈合，适用于因体虚而伤口不易愈合患者。

调治乳腺炎

■ 大枣蜘蛛散

◎ 大枣 3 枚，蜘蛛 3 只。大枣去核，各装 1 只蜘蛛，焙熟研末，用黄酒 15 ～ 20 毫升冲服，对急性乳腺炎有辅助治疗作用。

调治乳腺增生

◎ 黄鳝 1 条，黑木耳 3 小朵，大枣 10 枚，生姜 3 片。黑木耳、大枣分别洗净，稍浸泡并撕开、去核；黄鳝宰杀洗净，用热水烫去黏液、切段，一起与生姜、黑木耳、大枣放进瓦煲内，加入清水 1000 毫升，大火煲沸后改为小火煲约 1 小时，调入适量食盐便可。黄鳝、黑木耳可捞起拌入酱油佐餐用。

调治便秘

◎ 老年人血虚肠燥，首乌大枣粥：何首乌 50 克，大枣 10 枚，粳米 100 克，冰糖适量。将何首乌入砂锅加水煎取浓汁，与粳米、大枣、冰糖同煮为粥，供早、晚餐食用。本粥补肝肾、益气血、润肠通便，适用于老年人血虚肠燥之习惯性便秘、高血脂、血管硬化兼便秘者。

调治癌症

■ 大枣铁树叶汤

◎ 大枣 10 枚，铁树叶 200 克，水煎服。每日 2 次，1 个月为 1 个疗程。本方对胃癌有调养作用。

■ 大枣核桃槟榔丸

◎ 大枣、核桃、槟榔各 20 枚，上三味烧炭存性，加生铁落 250 克，共为细末，炼蜜为丸。本方对胃癌有调养作用。

■ 防癌"八宝粥"

◎ 大豆 100 克，玉米 100 克，银耳 50 克，大枣 9 枚，香菇 9 个，莲子 50 克，枸杞子 30 克以及蜂蜜适量。将银耳、香菇放入碗内，用开水浸泡，水冷却后将其蒂去掉、沥干。把大豆、玉米、大枣、莲子和枸杞子用冷水洗净，同银耳、香

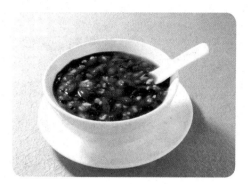

◇ 防癌"八宝粥"

菇一起放入砂锅中，加冷水小火煮沸，熬成粥状。将蜂蜜调入粥中，分 3 次服用，每日晨服 1 次。本方既有强身健体的作用，又有辅助抗癌防癌的作用（尤其适用于肺癌、食管癌、胃癌、肠癌、乳腺癌、前列腺癌等），还可抗衰老。据有关专家鉴定：此药膳组合科学，无不良反应，可用于预防癌症且病人易于坚持。

■ 仙枣赤豆粥调治肺癌血热

◎ 仙鹤草 60 克，大枣 20 枚，赤小豆 50 克，生薏苡仁 100 克，白糖适量。取生薏苡仁、赤小豆加温水浸泡半日；仙鹤草用纱布包好；大

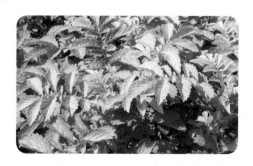

枣去核备用；将薏苡仁、赤小豆、仙鹤草、大枣一同放入锅中，加水煮成稀粥，加入白糖调味即可。本粥佐餐食用，连服 15 日，清热解毒、活血止血，适用于肺癌血热证以及各种癌症放疗、化疗的患者。

■ 白果大枣粥，抗癌保健粥

◎ 大枣 20 枚，白果 25 克，糯米 50 克。将白果、大枣、糯米共煮粥。早、晚空腹温服，有解毒消肿作用。本粥可用于预防癌症的转移。

■ 大枣黄芪汤

◎ 每日用大枣 10 枚，生黄芪 30 克，共煨煮，用于肿瘤手术及放疗、化疗后的调养，对提高免疫功能，增强体质，预防肿瘤的复发、转移均有裨益。

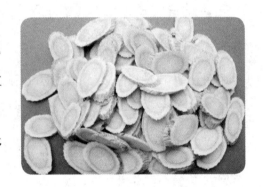